Knaur

W0369269

Uschi Ostermeier-Sitkowski

Entspannen mit Yoga

- Yoga leicht gemacht
- Einfache Übungen für jeden Tag

www.knaur-ratgeber.de

Inhalt

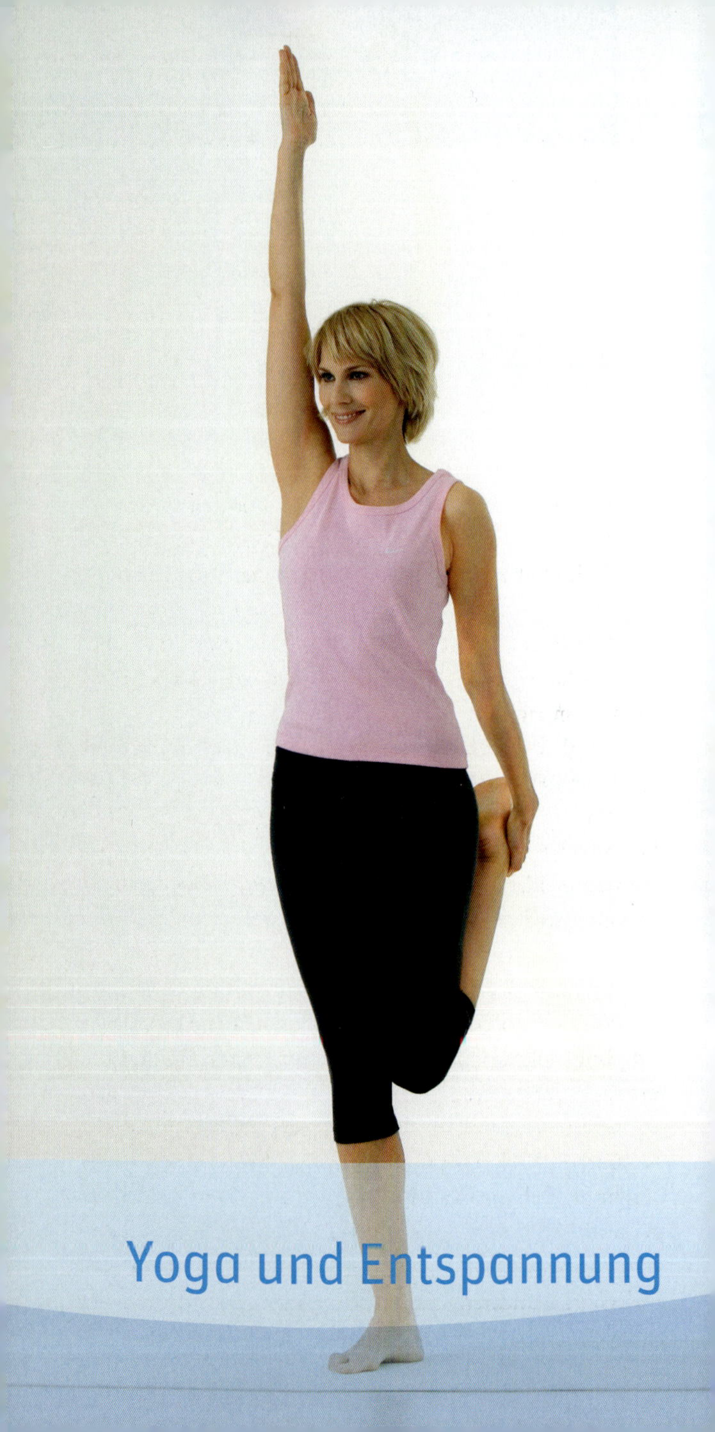

Yoga und Entspannung

»Eine Reise von tausend Meilen beginnt mit dem ersten Schritt.«
Laotse

Was ist Yoga?

Yoga stammt aus Indien und ist dort seit rund 3000 bis 4000 Jahren bekannt. Yoga ist keine Religion, sondern eigentlich eine systematische Wissenschaft, die erstmals von dem indischen Weisen Patanjali festgehalten wurde. Das Ziel dieser Wissenschaft ist, das Denken und den Geist zu kontrollieren, zur Ruhe zu kommen und nach innen, zum eigenen Selbst, vorzudringen.
Ursprünglich war Yoga eher eine geistige Disziplin. Erst später kamen die Körperstellungen, die sogenannten Asanas dazu, durch die man über den Körper den Geist klären wollte. »Asana« heißt »das Sitzen in der Stille«, daher ist es nicht verwunderlich, dass die ersten Asanas die meditativen Sitzhaltungen waren.

Was bedeutet »Yoga«?

Das Wort »Yoga« stammt aus der altindischen religiösen und philosophischen Sprache Sanskrit, einer der ältesten Sprachen der Welt. Die Wurzel des Wortes »Yoga« ist »yui«, was »verbinden« heißt. Damit ist die Verbindung von Körper, Seele und Geist gemeint. Im Yoga wird der Körper als Behausung oder Gefährt von Geist und Seele verstanden. Wer lernt, bewusster mit dem eigenen Körper umzugehen und sein Körpergefühl zu intensivieren, wird von gesundheitlichen Störungen befreit und öffnet den Weg für eine geistige und seelische Entwicklung.

Was ist Hatha-Yoga?

Durch verschiedene indische Lehrer gelangte Yoga zu uns in den Westen, wo meist Hatha-Yoga gelehrt wird. Hatha-Yoga ist eine Art Oberbegriff und bezeichnet allgemein den körperbezogenen Übungsweg des Yoga – wer in der westlichen Welt von »Yoga« spricht, meint also in der Regel Hatha-Yoga. Dieser Yoga besteht aus zwei Aspekten: Asanas, den Körperstellungen und Pranayama, der Regulierung des Atems. Darüber hinaus gibt es viele spezielle Unterformen von Hatha-Yoga, wie Iyengar-Yoga, Kundalini-Yoga oder Power-Yoga, die aber alle eine gemeinsame Basis – eben das Üben von Asanas und Pranayama – haben.

Das Wort »Hatha« setzt sich aus den beiden Silben »ha« und »tha« zusammen. »Ha« bedeutet in Sanskrit die Sonne, oder männliche Energie, »tha« steht für den Mond, oder die weibliche Energie. Wer Hatha-Yoga übt, bringt also die männlichen und weiblichen Energien zusammen, die in jedem Menschen, egal ob Mann oder Frau, existieren. Das Wesentliche bei allen Yoga-Übungen – egal welcher Schule – ist die Bewegung von Prana, der universellen Lebenskraft.

Prana – die Lebensenergie

Prana (in der chinesischen Gesundheitsphilosophie auch bekannt als »Qi«) ist eine sehr feine unsichtbare, jedoch spürbare Form der Energie, die in der Nahrung, in der Luft, im Wasser, in der Erde, im Sonnenlicht und im ganzen Kosmos enthalten ist und alle Arten von Materie belebt, darunter auch uns Menschen. Die Kraft des Prana steuert den ganzen Körper, jede einzelne Zelle wird von Prana kontrolliert. Wir nehmen es auf durch Essen und Trinken und die Luft, die wir atmen.

Normalerweise kann die Lebensenergie ungehindert im Körper zirkulieren, doch infolge von vielerlei negativen Einflüssen wie Stress, Kummer und Sorgen oder auch Krankheiten kann es zu mehr oder minder schweren Blockaden und Verspannungen kommen.
Hier kann Yoga helfen, denn durch die Asanas und Pranayama (sowie Meditation) werden genau diese Energiestauungen gelöst, so dass Prana wieder frei fließen kann. Gleichzeitig wird verhindert, dass neue Energieengpässe überhaupt entstehen können.

Speichern Sie Lebenskraft!

Die Lebenskraft kann auch im Körper wie in einer Batterie gespeichert werden – besonders im sogenannten Solarplexus, dem »Sonnengeflecht«, das im Bereich des Nabels angesiedelt ist. Durch regelmäßiges Üben von Yoga können Sie dort nahezu unendliche Vorräte an Lebensenergie anlegen und immer wieder Stärke aus der eigenen Mitte schöpfen. Wer viel Prana gespeichert hat, übt außerdem häufig eine enorme Anziehung auf andere Menschen aus, da die in ihm vorhandene Kraft und Vitalität nach außen strahlt.

Pranayama – die Lenkung des Atems

Die höchste und feinste Form von Prana im Menschen sind die Gedanken. Durch die bewusste Steuerung des Atems im Yoga werden die Sinne gemeistert, das Umherwandern der Gedanken wird reduziert und die Emotionen werden beruhigt. Damit wird der Geist auf spirituelle Ebenen erhoben, und der Mensch erreicht eine nahezu unbegrenzte subtile Kraft über sich selbst. Kenntnis und Beherrschung des Atems nennt man auf Sanskrit »Pranayama«.

10 gute Gründe für Yoga

Yoga hat bei regelmäßiger Ausübung zahlreiche positive Auswirkungen auf Körper, Geist und Seele – bei einigen Krankheiten wird es mittlerweile auch von Schulmedizinern sehr erfolgreich als sanfte Therapiemethode ohne Nebenwirkungen eingesetzt! Lassen Sie sich von den Vorteilen des Yoga überzeugen …

1. Yoga stärkt Muskeln und Gelenke

Im Laufe des langen Lebens des modernen Menschen verkürzen sich Muskeln und Sehnen, was zu Einschränkungen der Beweglichkeit der verschiedenen Gelenke und sogar zu deren Erkrankung führen kann – beides ist meist mit Schmerzen verbunden, die die Lebensqualität der Betroffenen deutlich mindern können. Damit es gar nicht erst so weit kommt, müssen die Muskeln regelmäßig gedehnt und die Gelenke sinnvoll belastet, jedoch nicht überlastet werden.

Im Gegensatz zu vielen Sportarten vermeidet man im Yoga heftige Muskelanstrengungen und führt die Bewegungen langsam und behutsam aus. Dadurch werden die Muskeln gleichmäßig gedehnt, gekräftigt und ausgeglichen. Yoga trainiert außerdem die Gelenke, ohne sie unter zu großen Druck oder Spannung zu setzen.

2. Yoga belebt die inneren Organe

Durch die Asanas und die spezielle Bewegung des Atems im Körper werden die inneren Organe wie Leber, Niere und Magen intensiv massiert. Yoga fördert zudem die Durchblutung bis in die einzelnen Zellen, wodurch das Gewebe besonders gut mit Sauerstoff und den nötigen Nährstoffen versorgt wird. Die lebenswichtigen Organe können so ihre volle Leistungsfähigkeit entfalten.

3. Yoga macht schlank

Yoga-Asanas beleben die Verdauungsmuskulatur und erhöhen dadurch die Darmtätigkeit. Eventuell vorhandene chronische Verstopfung und lästige Magenbeschwerden verbessern sich.
Durch Yoga-Übungen wird außerdem der Stoffwechsel angeregt – der Körper kann Nährstoffe besser aufnehmen, überflüssiges Körperfett abbauen und Schlacken sowie Abfallstoffe schneller ausscheiden. Eine wohlgeformte Figur stellt sich, quasi als Nebeneffekt, nach und nach dann fast wie von selbst ein.

4. Yoga vertieft die Atmung

Pranayama, die Yoga-Atmung, lehrt die Kontrolle des Atems und hält die Atemwege rein. Sie belebt den ganzen Körper, beruhigt aufgewühlte Emotionen und schafft Klarheit im Geist. Durch die Nasenatmung im Yoga wird die Luft gefiltert, erwärmt und angefeuchtet. Dies schützt die tiefen Atemwege und beugt Erkältungen und Infektionen vor. Die Bauchatmung erhöht dagegen die Atemtätigkeit und vermehrt das Atemvolumen. Erfahrene Yogis können die Zahl ihrer Atemzüge auf 3 bis 4 pro Minute beschränken.

5. Yoga hält beweglich

Yoga-Übungen zielen nicht zuletzt auch auf die Pflege und Gesunderhaltung der Wirbelsäule. Als eine direkte Verlängerung des Gehirns mit Sitz des zentralen Nervensystems unterstützt eine aufrechte und bewegliche Wirbelsäule die Gesundheit des ganzen Körpers. Diesen Zusammenhang illustriert ein altes chinesisches Sprichwort besonders treffend, welches besagt: »Ein beweglicher Rücken garantiert ein langes Leben.«

Mit zunehmendem Alter verkürzt sich die Wirbelsäule; bei vielen Menschen kommen noch eine schlechte Haltung sowie falsches und zu häufiges Sitzen hinzu. Die möglichen Folgen: chronische Rückenschmerzen, Verformungen der Wirbelsäule oder sogar ein Bandscheibenvorfall. Mit Yoga-Übungen können Sie hier frühzeitig entgegensteuern. Die Asanas dehnen und mobilisieren die Wirbelsäule, halten die Bandscheiben elastisch und versorgen die Nerven des Rückenmarks mit ausreichend Nährstoffen und Sauerstoff.

6. Yoga verbessert die Ausstrahlung

Yoga fördert nicht nur eine gerade Haltung, sondern intensiviert auch das Gefühl für den eigenen Körper. Dadurch verändert sich die Körpersprache positiv, und somit die Art und Weise, wie Sie auf Ihre Mitmenschen wirken. Je länger Sie Yoga üben, desto eher werden Sie das vielzitierte »gewisse Etwas« an sich entdecken: Wer aufrecht geht und steht und sich seiner Bewegungen bewusst ist, wirkt erfolgreich, unabhängig und attraktiv.

7. Yoga fördert erholsamen Schlaf und stärkt das Immunsystem des Körpers

Nach einer Übungseinheit sinken Sie abends schnell ins Bett und wachen am nächsten Morgen ausgeruht wieder auf. Ein erholsamer Schlaf ist sehr wichtig, denn während der Nacht regeneriert und entspannt sich der gesamte Organismus. Schlaf ist außerdem das beste und natürlichste Schönheitsmittel für die Haut, da der Körper in der Schlafphase Wachstumshormone zur Erneuerung der Zellen freisetzt. Nicht zuletzt wird durch ausreichend Schlaf auch das Immunsystem gestärkt, was die Widerstandskraft gegen Erkrankungen erhöht.

8. Yoga baut Stress ab

Viele Menschen stehen im Privat- und Berufsleben unter Dauerbelastung. Die Folge: Sie können nicht mehr abschalten und ihr Geist läuft ständig auf Hochtouren. Stress fängt jedoch im Kopf an, genauso wie Entspannung. Yoga lehrt Sie, eine Beobachterrolle einzunehmen, die es Ihnen ermöglicht, Ihre ganz persönlichen Ursachen von Stress zu erkennen. Gezielte Yoga-Übungen und kleine Atempausen schaffen Oasen inneren Gleichgewichts, die zu tiefer Entspannung führen und Sie für die Anforderungen des Alltags stärken.

9. Yoga schult den Geist und erhöht die Konzentrationsfähigkeit

Die Yoga-Atmung belebt den ganzen Körper und hilft, den Geist und den Verstand zu kontrollieren. Nach dem Üben von Yoga fühlen Sie sich ausgeruht und erfrischt, können klar und strukturiert denken und sich gut konzentrieren. Stimmen Sie sich doch das nächste Mal, wenn Sie eine wichtige Aufgabe zu erledigen haben, mit einer Yoga-Einheit darauf ein. Sie werden sehen, dass Sie danach besonders effektiv arbeiten können!

10. Yoga verleiht innere Ruhe und Ausgeglichenheit

Wer über einen längeren Zeitraum hinweg Yoga übt, wird feststellen, dass subtile Veränderungen im Leben eintreten: Körper, Geist und Seele finden wieder zu einer Einheit und kommen zur Ruhe. Zunehmend stellt sich ein Gefühl des inneren Friedens ein, das die wahre Natur des Menschen ausmacht. Damit ist das Ziel des Yoga erreicht: die Selbstverwirklichung, die eigentlich jeder Mensch mehr oder weniger anstrebt.

Entspannung ist natürlich

In körperlicher und geistiger Entspannung zu leben ist der Naturzustand des Menschen. Die täglichen Anforderungen des beruflichen und privaten Alltags und ein erhöhtes Lebenstempo lassen uns jedoch diese Tatsache häufig vergessen – Stress wird geradezu als »normal« empfunden und gilt vielen als Zeichen des Engagements und des Erfolgs. Sogar in Ruhephasen verbraucht der moderne Mensch viel Körperenergie durch nutzlose Anspannung, durch schlechte Stimmung, Ärger, Sorgen, Wut und Gereiztheit.

Der Zustand unseres Körpers steht dabei mit dem Befinden unseres Geistes in enger Verbindung. Sind die Muskeln im Körper verspannt, kann der Geist nicht zur Ruhe kommen. Ist umgekehrt der Geist »angespannt«, und unter Druck, leidet auch der Körper und Krankheiten können entstehen. Wenn nun Körper und Geist über längere Zeit ständig überanstrengt werden, verlieren sie ihre Leistungsfähigkeit.

Yoga als Energiespender

Entspannung ist ein Mittel der Natur, den Körper wieder mit Energie aufzuladen wie eine Batterie. Mit dem Üben von Yoga können Sie lernen, dem Körper – und dadurch indirekt auch dem Geist – bewusst eine Anleitung zum Loslassen zu geben. Durch die Dehnung und Streckung in den Yoga-Stellungen können muskuläre Spannungen bewusst erfahren werden. Die Anspannungen werden dann zunächst verstärkt, um danach einer tiefen Entspannung weichen zu können. Erst in der Entspannung entfalten die Yoga-Übungen ihre volle Wirksamkeit und es entsteht ein Gefühl von Freiheit und Nichtstun, von angenehmer Wärme und Leichtigkeit.

Nehmen Sie sich Zeit!

»Ich habe keine Zeit« – das ist in unserer westlichen Welt mittlerweile zu einer ganz normalen Aussage geworden. Bestimmt aber haben Sie das selbst oder in Ihrem persönlichen Umfeld auch schon erlebt: Ein ausgefallener Termin, eine Krankheit oder ein Schicksalsschlag kann das Verhältnis zur Zeit vollkommen verändern. Wenn Sie vorher atemlos durchs Leben gehastet sind, werden Sie nun dazu gezwungen, eine Pause einzulegen – und tatsächlich: Plötzlich haben Sie für vieles Zeit.

Warten Sie jedoch nicht ab, bis Sie von außen zum Innehalten gezwungen werden, sondern gönnen Sie sich auch in Ihrem Alltag immer Momente, in denen Sie einfach Zeit haben. Planen Sie kleine Yoga- und Entspannungseinheiten regelmäßig in Ihren Tagesablauf ein und nutzen Sie diese ganz bewusst als Auszeiten. Sagen Sie sich jedes Mal: »Jetzt habe ich Zeit für mich.« Stellen Sie sich vor, dass Sie einen unbegrenzten Reichtum an Zeit haben – und genießen Sie dieses Gefühl!

Nimm dir Zeit

Nimm dir Zeit, um zu arbeiten – der Preis des Erfolgs.
Nimm dir Zeit, um nachzudenken – die Quelle der Kraft.
Nimm dir Zeit, um zu spielen – das Geheimnis der Jugend.
Nimm dir Zeit, um zu lesen – die Grundlage des Wissens.
Nimm dir Zeit, um zu träumen – der Weg zu den Sternen.
Nimm dir Zeit, um froh zu sein – die Musik der Seele.
Nimm dir Zeit, um zu lieben – der Weg
der wahren Lebensfreude.
(Irische Weisheit)

10 wertvolle Tipps zur Entspannung

1 *Für Ruhe sorgen*

Schalten Sie alle störenden Geräusche wie Klingel oder Telefon aus, wenn Sie sich entspannen möchten. Achten Sie darauf, dass Sie für diese Zeit ungestört sind.

2 *Entspannungsmusik*

Ihnen liegt vollkommene Stille nicht? Leise, harmonische Musik kann ebenfalls eine sehr entspannende Wirkung haben. Die Konzentration wird auf einen Punkt, die Musik, gelenkt, und die umherschweifenden Gedanken können zur Ruhe kommen.

3 *Düfte*

Umgeben Sie sich mit angenehmen Düften, z. B. mit Räucherwerk, ätherischen Ölen in einer Duftlampe oder duftenden Blütenarrangements.

4 *Frische Luft*

Sorgen Sie für frische Luft. Öffnen Sie ein Fenster oder gönnen Sie sich einige Minuten vor der Tür.

5 *Augen schließen*

Nehmen Sie sich immer wieder einmal Zeit, kurz die Augen zu schließen. Gehen Sie mit Ihrer Aufmerksamkeit nach innen und bleiben Sie ganz bei sich.

6 *Bilder*

Hängen Sie an Ihrem Arbeitsplatz und zu Hause Bilder der Entspannung auf, z. B. von Wiesen oder dem Meer.

7 *Ein gutes Buch lesen*

Ziehen Sie sich zurück und lesen Sie mit Muße ein Buch, das allerdings nichts mit Ihrer Arbeit zu tun haben sollte. Sie wissen nicht, was Sie lesen sollen? Lassen Sie sich bei einem Bummel durch eine Buchhandlung inspirieren oder fragen Sie enge Freunde und Familienmitglieder nach ihrem Lieblingsbuch.

8 *Teezeremonie*

Gönnen Sie sich ein paar Minuten Zeit, in angenehmer Atmosphäre eine Tasse Tee zu trinken. Lassen Sie sich von der Vielfalt an Kräutertees (beruhigend) und Grüntees (anregend) inspirieren.

9 *Erinnerung wachrufen*

Legen Sie auf Ihren Schreibtisch einen Gegenstand, der Sie an entspannende Momente erinnert, z.B. eine Muschel aus dem letzten Urlaub oder einen schönen Stein von der Bergwanderung am Wochenende. Spüren Sie jedes Mal, wenn Sie darauf schauen, die Erinnerung an eine angenehme Zeit.

10 *Blumenbad*

Genießen Sie öfter ein ausgiebiges Bad mit entspannenden Zusätzen, z.B. einem Stoffsäckchen aus Orangen-, Rosen-, Jasmin- und Passionsblüten.

... und natürlich: regelmäßig Yoga üben!

Wer kann Yoga üben?

Das Schöne ist: Jeder Mensch kann Yoga lernen, ganz unabhängig von Alter, Geschlecht, Körperstatur, Gewicht oder momentanem Fitnesszustand. Beim Yoga geht es auch nicht wie bei vielen anderen Sportarten um Leistung oder gar den Vergleich mit anderen, sondern einzig und allein darum, dass man sich selbst besserfühlt und etwas für seine Gesundheit tut.

Besonders wichtig bei allen Asanas ist, dass Sie niemals über Ihre eigene Beweglichkeit und Dehngrenze hinausgehen – die Übungen dürfen zwar hin und wieder ein leichtes »Ziehen« hervorrufen, sollten aber auf keinen Fall Schmerzen verursachen! Wundern Sie sich nicht, wenn Ihre persönliche Dehngrenze von Tag zu Tag oder je nach Tageszeit etwas variiert – das ist normal. Wenn Sie eine Weile Yoga geübt haben, werden Sie merken, dass Sie nach und nach insgesamt beweglicher werden und Ihnen Übungen, die Ihnen anfangs Schwierigkeiten bereitet haben, nun leichterfallen.

Übrigens: Eine geringe Dehnung kann oft genauso viel bewirken wie eine akrobatisch aussehende Haltung!

Wie sind die Übungen angelegt?

Die Übungen in diesem Buch sind bewusst dahingehend ausgesucht, dass sie in den ganz normalen Tagesablauf eingebaut werden können und wenig bis gar keine Vorbereitung erfordern. Manche von ihnen, wie z.B. die Atemübungen oder die Mudras, also die altindischen Fingerstellungen, können Sie sogar von anderen nahezu unbemerkt unterwegs, am Arbeitsplatz oder in einer kleinen Zwischenpause durchführen.

Auswahl und Beschreibung der Stellungen sind extra so gehalten, dass auch absolute Yoga-Anfänger ohne Vorkenntnisse problemlos mit dem Üben beginnen können. Aber auch Fortgeschrittene werden sicherlich nicht nur einiges Altbekanntes wiederfinden, sondern auch viele neue Anregungen für ihre Yoga-Praxis bekommen.

Bevor Sie beginnen

Ehe Sie mit den Yoga-Übungen anfangen, sollten Sie bitte die folgenden Grundprinzipien beachten. So gelingt das Training garantiert, und Sie werden bestimmt viel Freude dabei haben.

Die beste Zeit

Die beste Zeit, Yoga zu praktizieren, ist morgens oder am Spätnachmittag. Üben Sie bitte nie mit vollem Magen! Am besten ist, Sie üben direkt vor dem Essen oder aber lassen mindestens zwei bis drei Stunden nach einer Hauptmahlzeit vergehen, bevor Sie loslegen. Wenn Sie vor dem Üben hungrig sind, können Sie aber ruhig eine Kleinigkeit essen, z. B. Obst oder einen Joghurt.

Der ideale Ort

Für die Yoga-Übungen zu Hause (Kapitel 2 und Kapitel 4) brauchen Sie nur so viel Platz, dass Sie sich ausgestreckt auf den Boden legen und die Arme seitlich ausbreiten können (ca. drei bis vier Quadratmeter). Um die Gelenke zu schonen, sollten Sie einen weichen Teppich, eine Decke oder eine spezielle Yoga-Matte aus Schafwolle unterlegen. Bei den Standübungen ist ein rutschfester Untergrund wichtig – benutzen Sie gegebenenfalls einfach eine dünne Gummimatte.

Der Raum, in dem Sie üben, sollte nach Möglichkeit recht hell und angenehm warm (ca. 20–22 °C) sein – bei

Kälte verspannen sich nämlich die Muskeln und werden steif. Achten Sie auch darauf, dass der Raum gut gelüftet ist, damit Sie viel frischen Sauerstoff aufnehmen können. Wenn Sie mögen, führen Sie bei schönem Wetter Ihre Yoga-Einheit doch einmal draußen aus – bestimmt fühlen sich sich danach sogar noch frischer als sonst! Ansonsten dürfen und sollen Sie den Raum so einrichten, dass Sie sich darin wohlfühlen: Vielleicht haben Sie Lust, eine Kerze anzuzünden, die für gedämpftes Licht sorgt?
Die Übungen für zwischendurch und unterwegs (Kapitel 3) erfordern keine gesonderten Vorkehrungen.

Brauchen Sie eine spezielle Kleidung?

Eine besondere Kleidung ist nicht nötig, wichtig ist nur, dass sie warm genug ist, Sie sich darin wohlfühlen und Sie ihnen genügend Bewegungsspielraum lässt. Wenn es geht, üben Sie barfuß – sollte Ihnen das zu kalt sein, dann können Sie auch die Socken anlassen. Achten Sie allerdings darauf, dass sie nicht zu rutschig sind.

Wie oft und wie lange sollten Sie üben?

Regelmäßigkeit und Disziplin erleichtern eine effektive Yoga-Praxis. Überlegen Sie sich, wie oft Sie üben möchten, z. B. jeden Morgen, jeden Abend oder aber nur 1- bis 2-mal die Woche. Bleiben Sie jedoch realistisch und überfordern Sie sich nicht – das führt nur zu Frustration und Sie verlieren den Spaß an der Sache.
Eine klassische Yoga-Stunde dauert 90 Minuten, inklusive Schlussentspannung. Als Yoga-Praxis zu Hause sind 20 bis 30 Minuten, auch aufgeteilt in zwei Übungsblöcke, ausreichend. Wenn Sie nur 10 bis 15 Minuten am Tag Zeit haben, ist das ebenfalls in Ordnung. In diesem Buch werden in Kapitel 3 zudem spezielle Übungen vor-

gestellt, die Sie auch einfach zwischendurch am Arbeitsplatz oder unterwegs ausführen können – so kann es sein, dass Sie sogar noch kürzer üben. In jedem Fall gilt: Besser kurz üben als gar nicht.

Wie lange können Sie eine Stellung halten?

Halten Sie eine Stellung, solange es Ihnen angenehm ist. Bei den meisten Menschen sind das ca. drei bis sechs Atemzüge (ein- und ausatmen). Sie können aber auch kürzer oder länger in der Stellung bleiben, ganz, wie es Ihnen gefällt. Wichtig ist auch hier wieder: Bitte überfordern Sie sich nicht!

Wann sollten Sie nicht üben?

Üben Sie nur, wenn Sie dazu bereit sind. Wenn Sie einmal überhaupt keine Lust haben, dürfen Sie ruhig auf Ihr Bauchgefühl hören und einen Ruhetag einlegen. Lassen Sie Ihre Übungen auch dann ausfallen, wenn Sie krank sind oder sich krank fühlen. Bei ernsthaften gesundheitlichen Problemen oder chronischen Erkrankungen sollten Sie Ihre Yoga-Praxis vorab unbedingt mit Ihrem Arzt oder Heilpraktiker absprechen.
Für die Mudras gibt es keine Einschränkungen. Diese können Sie immer und überall durchführen.

Immer mit der Ruhe

Denken Sie stets daran: Yoga soll zu keinem Zeitpunkt anstrengend sein – der Weg und das Ziel von Yoga sind vielmehr Leichtigkeit und heitere Gelassenheit.
Lassen Sie sich von einer alten, weisen Yogaschrift leiten, in der es heißt: Die Anwesenheit Gottes in einem Menschen erkennt man an seiner heiteren Gelassenheit.

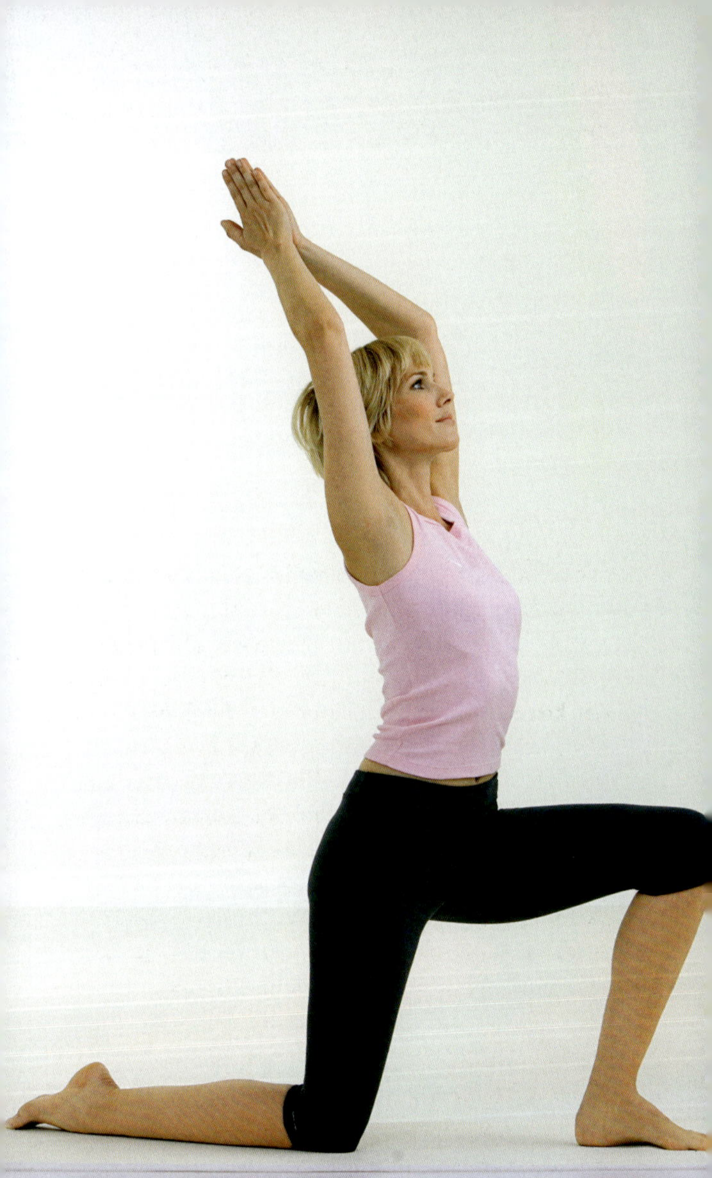

Frisch und gelassen am Morgen

Wie Blüten gehn Gedanken auf,
Hundert an jedem Tag –
Laß blühen! laß dem Ding den Lauf!
Frag nicht nach dem Ertrag!
Hermann Hesse

Beschwingt in den Tag starten

Für manche Menschen ist dies kein Problem – sie stehen fast immer frisch, munter und ausgeruht auf, sprühen schon morgens vor Energie und können es gar nicht erwarten, ihre anstehenden Aufgaben anzugehen. Andere dagegen kommen nur sehr schwer in die Gänge und wollen am liebsten erst einmal nicht angesprochen werden. Oder aber sie stehen auf und fühlen sich müde und »erschlagen«, der Rücken tut weh, die Gelenke schmerzen und der Körper ist unbeweglich und steif.
Ob Sie nun zu den »Singvögeln« oder »Nachteulen« gehören – oft beginnt der Tag schon in Eile und Hektik. Besser ist es jedoch, sich mit einer aktiven oder besinnlichen Einheit innerlich auf den Tag einzustimmen.

Weniger ist mehr

Stehen Sie einfach ein paar Minuten früher auf und gönnen Sie sich eine gewisse Zeit, die ganz Ihnen gehört, eine Zeit, in der Sie sich sammeln und ausreichend Kraft schöpfen können. Beginnen Sie jedoch mit kleinen Schritten und überfordern Sie sich nicht. Die nun folgenden Übungen sind so ausgewählt, dass Sie sie sowohl einzeln als auch hintereinander ausführen können. Das komplette Programm dauert ca. 10 bis 15 Minuten.

Energieatmung

Bei dieser Übung sind Atem- und Bewegungsrhythmus harmonisch aufeinander abgestimmt. Die intensive Atmung bringt das gesamte Atmungssystem in Schwung und versorgt die Lungen und den ganzen Körper mit frischem Sauerstoff und neuer Energie.

So geht die Übung:

1. Sie stehen aufrecht, die Beine etwa hüftbreit auseinander, die Knie entspannt. Bringen Sie die Fingerspitzen vor der Hüfte zusammen, die Handflächen zeigen nach oben.
2. Atmen Sie durch die Nase ein und heben Sie die Hände vor dem Körper bis in Brusthöhe. Atmen Sie durch den Mund aus – drehen Sie dabei die Handflächen nach unten und führen Sie die Hände langsam wieder bis auf Hüfthöhe. Gehen Sie während der Abwärtsbewegung leicht in die Knie.
3. Bringen Sie die Hände bei der nächsten Einatmung ein Stück weiter nach oben (Knie dabei strecken) und gehen Sie in der Ausatmung mit den Händen etwas weiter nach unten (Knie dabei wieder beugen).
4. Führen Sie nach einigen Atemzügen die Arme nach oben und in einem weiten Bogen seitlich nach unten, bis sich die Hände wieder vor dem Körper treffen. Wiederholen Sie die Atmung, sooft Sie mögen.
5. Beenden Sie die Übung, indem Sie die Hände übereinander auf den Bauch legen, die Augen schließen und der Atmung nachspüren.

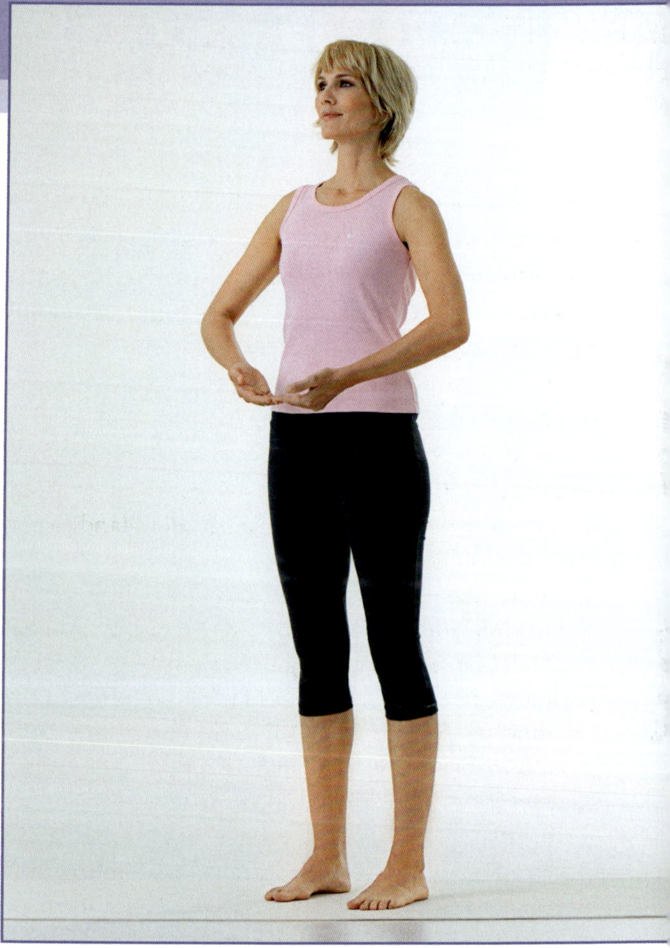

Tipp:

Stellen Sie sich vor, dass Sie mit jeder Einatmung neue Energie aufnehmen und mit jeder Ausatmung Schlacken und Abfallstoffe an die Erde abgeben.

Gespreizte Vorbeuge

Diese Übung beansprucht die Innenseite der Beine. Sie dehnt und kräftigt deren Muskulatur und verhilft zu schön geformten Beinen.
Außerdem verbessert sie die Durchblutung von Kopf und Oberkörper, stärkt das Herz und bringt den Kreislauf in Schwung. Damit ist die gespreizte Vorbeuge ein idealer Muntermacher für den Morgen.

Vorsicht bei:

akuten Rückenproblemen, Bandscheibenvorfall, Ischias, erhöhtem Blutdruck und erhöhtem Augeninnendruck

So geht die Übung:

1. Sie stehen aufrecht mit mehr als schulterbreit gegrätschten Beinen, die Füße parallel. Schieben Sie die Fersen ganz leicht nach außen. Breiten Sie die Arme seitlich bis auf Schulterhöhe aus, achten Sie jedoch darauf, die Ellenbogen nicht zu überstrecken.
2. Atmen Sie aus und beugen Sie sich mit geradem Rücken ganz langsam nach vorn. Wenn der Oberkörper waagerecht ist, führen Sie die Hände etwa schulterbreit zusammen und versuchen, diese zwischen den Beinen auf den Boden zu legen. Lassen Sie den Kopf locker nach unten hängen und atmen Sie tief.
3. Umfassen Sie nun mit den Händen die Knöchel und verweilen Sie ein paar Atemzüge in dieser Haltung.
4. Um aus der Stellung zu kommen, legen Sie wieder die Handflächen auf den Boden. Beugen Sie die Knie und

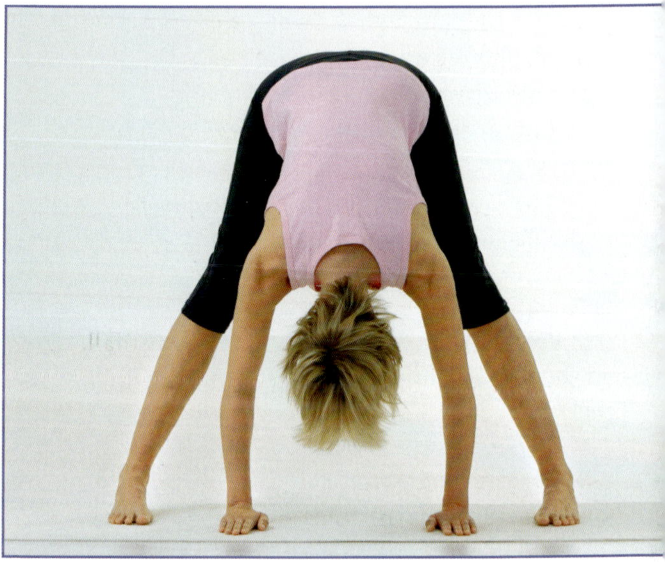

richten Sie den Oberkörper Wirbel für Wirbel auf. Bitte lassen Sie sich unbedingt Zeit – wenn Sie zu schnell wieder hochkommen, kann es sonst sein, dass Ihnen schwindelig wird.

Tipp:

Wenn Sie die Beine nicht durchgestreckt halten können, beugen Sie einfach etwas die Knie. Die Dehnung darf zwar ein leichtes Ziehen in den Beinen verursachen, sollte jedoch auf keinen Fall Schmerzen bereiten!

Arm- und Beinstreckung

In der Arm- und Beinstreckung werden die Arme, die Beine und die gesamte Vorderseite des Körpers gedehnt. Spannungen im Rücken und in den Oberschenkeln lösen sich. Die Wirbelsäule richtet sich mehr auf, wodurch sich Ihre Haltung verbessert und Ihre Bewegungen allmählich anmutiger und harmonischer werden. Nicht zuletzt trainiert diese Übung auch den Gleichgewichtssinn.

Vorsicht bei:

Schwindel, Gleichgewichtsstörungen und Beschwerden in den Beinen und Füßen

So geht die Übung:

1. Sie stehen aufrecht, die Füße parallel und etwa hüftbreit auseinander. Nun verlagern Sie das Gewicht auf das rechte Bein. Beugen Sie das linke Bein langsam nach hinten oben und halten Sie den Fuß mit der linken Hand locker fest.
2. Atmen Sie ein und strecken Sie den rechten Arm weit über den Kopf nach oben; der Daumen zeigt dabei nach hinten. Strecken Sie den Körper in die Länge und dehnen Sie sich so weit wie möglich nach oben. Halten Sie Ihren Blick ca. 3 Meter vor sich auf den Boden gerichtet. Atmen Sie tief und verweilen Sie einige Atemzüge in der Stellung.
3. Lösen Sie die Haltung wieder auf und üben Sie dann zur anderen Seite.

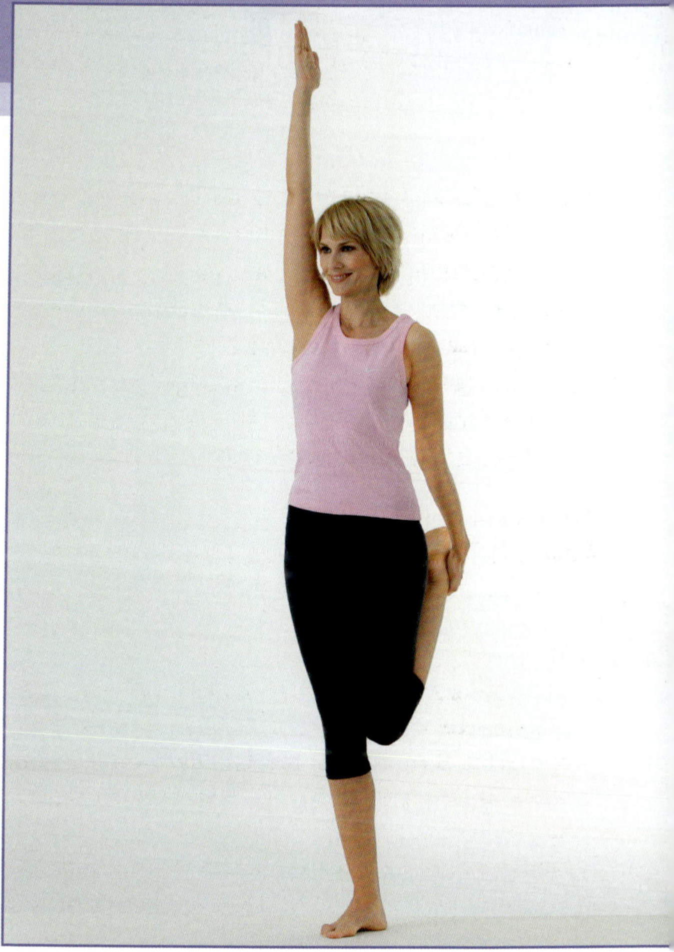

Tipp:

Verlagern Sie vor der Übung probeweise einige Male das Gewicht von einem Bein auf das andere, bis Sie sicher auf einem Bein stehen können.

Pyramide

Die Pyramidenhaltung dehnt und streckt die Beinmuskulatur, besonders an der Rückseite der Beine. Sie stärkt die Muskeln im unteren Rücken und im Rumpf. Außerdem öffnet sie den Brustkorb und erweitert damit das Atemvolumen.

■ Vorsicht bei:

Bandscheibenvorfall, Ischias und Beschwerden im unteren Rückenbereich

■ So geht die Übung:

1. Bei dieser Übung ist ein guter Stand ganz besonders wichtig! Daher sollten Sie sie auf einer rutschfesten Unterlage und möglichst barfuß ausführen. Stehen Sie aufrecht mit gegrätschten Beinen, die Arme hängen locker nach unten. Drehen Sie den rechten Fuß um 90° zur Seite. Drücken Sie die linke Ferse fest auf den Boden und drehen Sie den Fuß leicht einwärts in Richtung rechtes Bein.
2. Bringen Sie beide Arme hinter den Körper und umfassen Sie mit den Händen den jeweils anderen Unterarm. Dehnen Sie den Oberkörper nach oben und atmen Sie ein. Mit der Ausatmung drehen Sie den Oberkörper nach rechts und beugen sich aus der Hüfte heraus in die Waagerechte.
3. Atmen Sie wieder ein und dehnen Sie den Oberkörper nun lang nach vorn. Mit der nächsten Ausatmung beugen Sie dann den Oberkörper so weit es geht nach

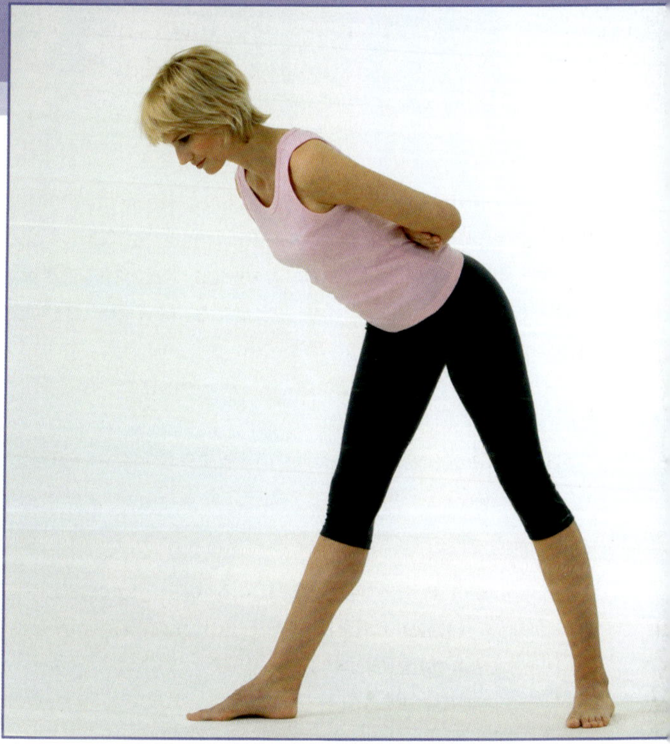

unten. Atmen Sie tief ein und aus und verweilen Sie ein wenig in dieser Haltung.

4. Kommen Sie, während Sie ausatmen, mit geradem Rücken wieder nach oben und wiederholen Sie die Übung zur anderen Seite.

Tipp:

Achten Sie besonders darauf, dass Rücken und Hals immer gerade und langgestreckt sind und die Beugung nur aus der Hüfte heraus geschieht.

Held – Virabhadrasana

Diese kraftvolle Stellung verbessert die Standfestigkeit und die gesamte Körperhaltung. Sie kräftigt die Bein-, Hüft- und Rumpfmuskulatur sowie die Füße und dehnt darüber hinaus den gesamten Rücken und die Beine. Außerdem wird der gesamte Brustraum geöffnet und der Atemraum erweitert – dadurch erhöht sich das Atemvolumen.
Auf der mentalen Ebene verleiht diese Haltung Ausdauer, Stärke und Selbstvertrauen.

Vorsicht bei:

Beschwerden in den Knien und in den Hüftgelenken

So geht die Übung:

1. Diese Übung sollten Sie auf einer rutschfesten Unterlage und möglichst barfuß ausführen, damit Sie einen guten Stand haben! Stehen Sie aufrecht mit weit gegrätschten Beinen. Drehen Sie den rechten Fuß um 90° zur Seite. Drücken Sie die linke Ferse fest auf den Boden und drehen Sie den Fuß leicht einwärts in Richtung rechtes Bein.
2. Atmen Sie ein und breiten Sie die Arme seitlich bis auf Schulterhöhe aus. Drehen Sie den Kopf nach rechts und blicken Sie über den rechten Arm. Halten Sie den Oberkörper aufrecht und dehnen Sie die Arme ganz weit nach außen.
3. Beugen Sie mit der Ausatmung das rechte Knie und verlagern Sie das Körpergewicht auf das rechte Bein,

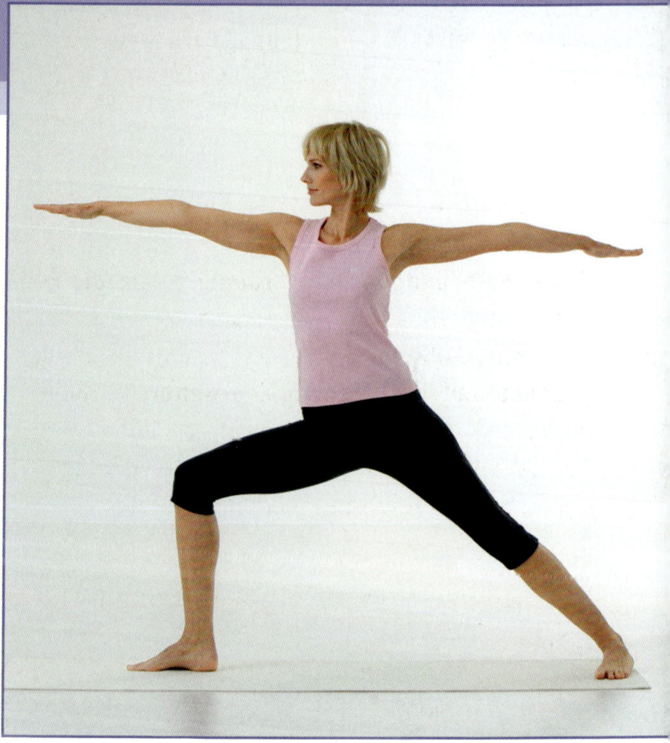

Ihr Becken bleibt aber weiterhin nach vorn gerichtet. Halten Sie die Dehnung ein paar Atemzüge lang.

4. Atmen Sie ein und kommen Sie dabei in die Ausgangshaltung zurück. Wiederholen Sie die Übung zur anderen Seite.

Tipp:

Achten Sie darauf, dass Sie während der ganzen Übung die Spannung in den Armen und Beinen halten und die Arme weit nach außen streben.

Halbmond – Ardha Chandrasana

Der Halbmond dehnt und streckt den gesamten Oberkörper und kräftigt die Rücken- sowie die Oberschenkelmuskulatur. Der Brustkorb wird geweitet und die Atmung angeregt. Die Haltung löst darüber hinaus bei Frauen Stauungen im Unterleibsbereich und regt den Menstruationsfluss an.

■ Vorsicht bei:

Gleichgewichtsstörungen, Leistenbruch und Beschwerden in den Knien

■ So geht die Übung:

1. Sie knien auf einer Matte. Stellen Sie das rechte Bein nach vorn auf. Heben Sie in der Einatmung die Arme über den Kopf und falten Sie die Hände.
2. In der Ausatmung verlagern Sie das Gewicht auf das rechte Bein und beugen das rechte Knie so weit es geht nach vorn. Gleichzeitig dehnen Sie den Oberkörper aus dem Becken heraus leicht nach hinten. Verweilen Sie kurz in dieser Haltung.
3. Kommen Sie zurück in den Kniestand und wechseln Sie zur anderen Seite.

■ Variation:

Knien Sie in der Ausgangshaltung. Heben Sie die Arme über den Kopf und falten Sie die Hände. Strecken Sie das rechte Bein nun zur Seite aus und beugen Sie sich in der Ausatmung nach rechts.

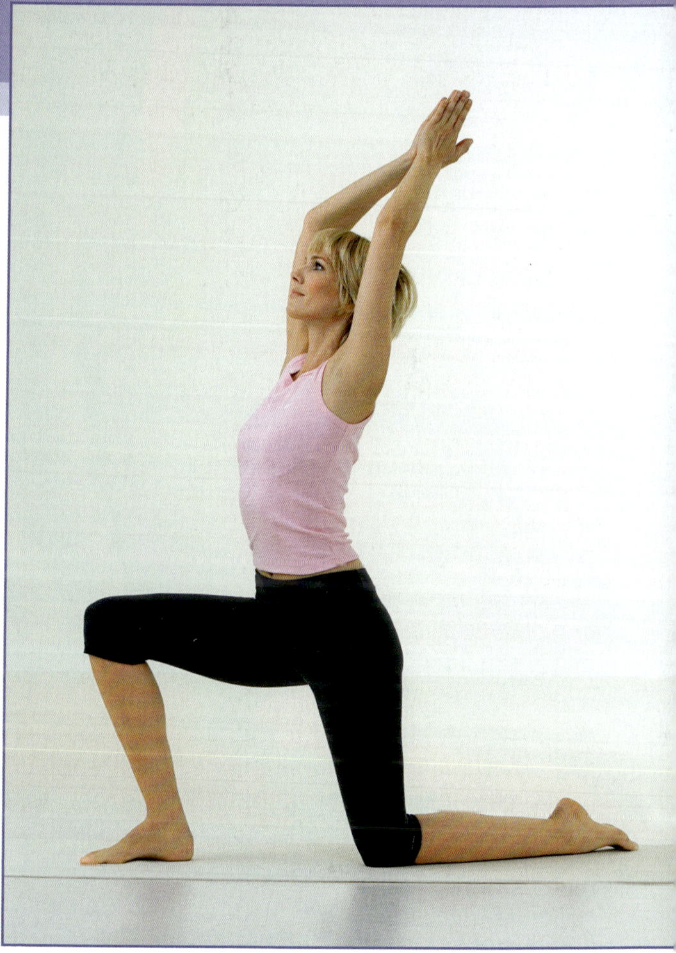

Tipp:

Halten Sie den Kopf unbedingt während der ganzen Übung in einer geraden Linie mit der Wirbelsäule und überdehnen Sie ihn nicht nach hinten.

Kniekuss – Utanasana

Der Kniekuss bringt den Oberkörper in eine umgekehrte Haltung, so dass der Kopf besser durchblutet wird. Die Übung dehnt und streckt darüber hinaus die Wirbelsäule und hält sie beweglich. Die Sehnen und Bänder, besonders der Knie, werden ebenfalls gestreckt. Außerdem lösen sich Spannungen im unteren Rücken und in den Schultern.
Auf der mentalen Ebene erhöht der Kniekuss die Aufmerksamkeit und beruhigt den Geist.

■ Vorsicht bei:

akuten Rückenproblemen, besonders im unteren Rücken, Bandscheibenvorfall, Ischias, erhöhtem Blutdruck und erhöhtem Augeninnendruck

■ So geht die Übung:

1. Sie stehen aufrecht, die Füße etwa hüftbreit auseinander. Heben Sie einatmend die Arme über den Kopf und machen Sie sich ganz lang, indem Sie Kopf, Arme und Oberkörper nach oben strecken.
2. Beugen Sie sich ausatmend aus dem Becken heraus waagerecht nach vorn und führen Sie die Hände nach vorn. Halten Sie Beine und Oberkörper gestreckt.
3. Beugen Sie sich nun so weit es geht nach unten und umfassen Sie Ihre Knöchel oder legen Sie die Hände auf den Boden. Gehen Sie mit der Ausatmung noch tiefer in die Stellung. Versuchen Sie, mit dem Kopf so nah wie möglich zu den Knien zu kommen.

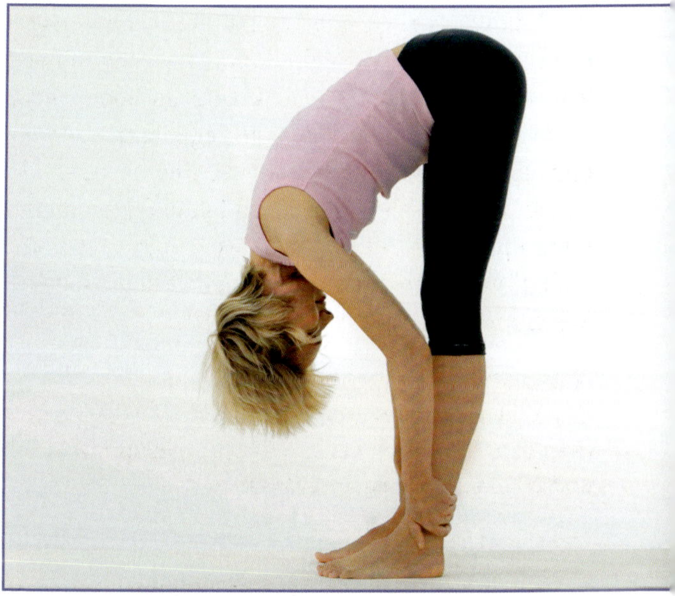

4. Verweilen Sie etwas in dieser Stellung und lösen Sie sie dann langsam wieder auf, indem Sie sich aus dem Becken heraus Wirbel für Wirbel aufrichten.

Tipp:

Dehnen Sie nach der Vorbeuge die Wirbelsäule immer in die andere Richtung: Dafür im Stehen die Handflächen auf den unteren Rücken legen, den Oberkörper vorsichtig nach hinten beugen und die Schultern nach außen ziehen.

Palme im Wind

Die Palme dehnt die gesamte Wirbelsäule und stärkt die Schulter- und Rumpfmuskulatur. Sie öffnet den Brustkorb und vertieft die Atmung. Außerdem verhilft sie zu einer aufrechten Körperhaltung.

■ So geht die Übung:

1. Sie stehen aufrecht, die Beine etwa hüftbreit auseinander. Spüren Sie nun ganz bewusst den Kontakt der Füße zum Boden. Richten Sie den Oberkörper auf, strecken Sie die Arme nach oben und dehnen Sie den ganzen Körper.
2. Machen Sie die Wirbelsäule ganz lang und wachsen Sie Wirbel für Wirbel nach oben. Stellen Sie sich vor, wie sich die Wirbel voneinander lösen und Platz entsteht für die Bandscheiben. Falten Sie die Hände über dem Kopf. Drücken Sie Ihre Schultern und Ellenbogen etwas nach hinten. Nehmen Sie dabei wahr, wie sich der Brustkorb öffnet.
3. Beugen Sie ausatmend den Oberkörper zur rechten Seite. Achten Sie darauf, den Oberkörper nicht nach vorn zu drehen. Halten Sie den Kopf gerade, genau zwischen den Armen. Atmen Sie entspannt ein und aus und verweilen Sie etwas in dieser Stellung.
4. Richten Sie sich mit der Ausatmung wieder auf. Beugen Sie den Oberkörper mit der nächsten Ausatmung nun zur linken Seite. Halten Sie die Stellung erneut einige Atemzüge lang und richten Sie sich ausatmend wieder zur Mitte auf.

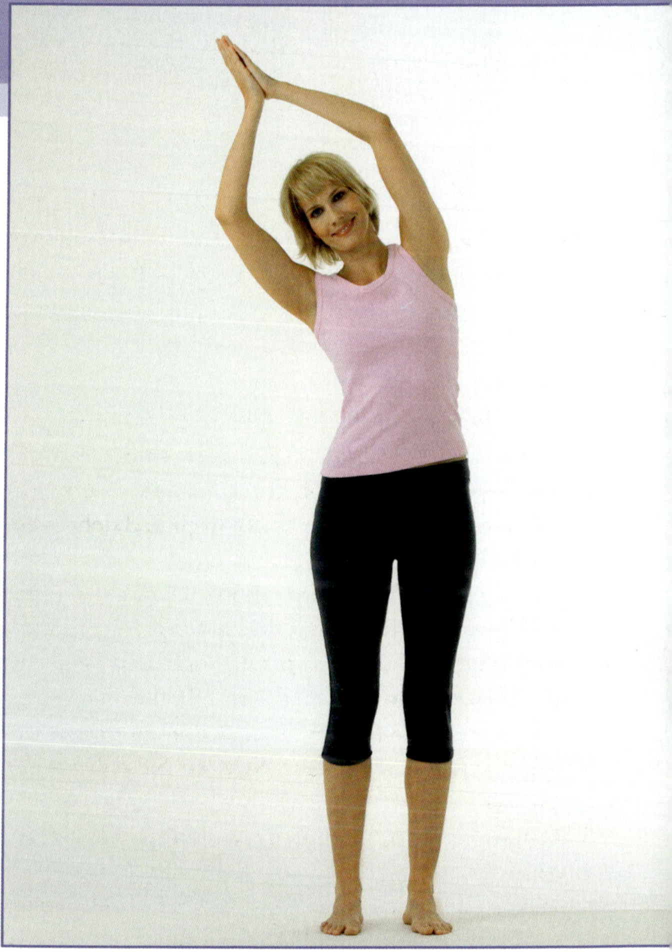

Tipp:

Stellen Sie sich vor Ihrem inneren Auge eine Palme vor und spüren Sie, wie Ihr Körper genauso beweglich und biegsam ist wie eine Palme im Wind.

Ushas-Mudra – Beginn des Tages

Die Ushas-Mudra ist die Mudra des Aufbruchs und des Neubeginns und hilft Ihnen dabei, morgens schnell munter zu werden und gut gelaunt und voller Elan in den Tag zu starten. Sie schenkt Ihnen darüber hinaus geistige Frische, weckt die Kreativität und die Lebenslust und gibt neue Impulse.

■ So formen Sie die Mudra:

1. Verschränken Sie die Finger ineinander.
2. Legen Sie die Spitzen der beiden Daumen aneinander oder aber legen Sie die Daumen – wie im Bild – übereinander (Frauen legen hierbei den linken Daumen über den rechten, Männer dagegen den rechten Daumen über den linken).
3. Drücken Sie die Daumen leicht aneinander beziehungsweise aufeinander.

Tipp:

Die Ushas-Mudra können Sie schon morgens im Bett üben, um sich auf den kommenden Tag einzustellen.
Formen Sie die Mudra und legen Sie die verschränkten Hände an den Hinterkopf oder aber führen Sie die Arme weit nach hinten und drücken Sie die Ellenbogen tief ins Kissen. Dehnen und strecken Sie sich dabei und atmen Sie langsam ein und aus. Öffnen Sie Augen und Mund ganz weit und gähnen Sie laut und herzhaft.

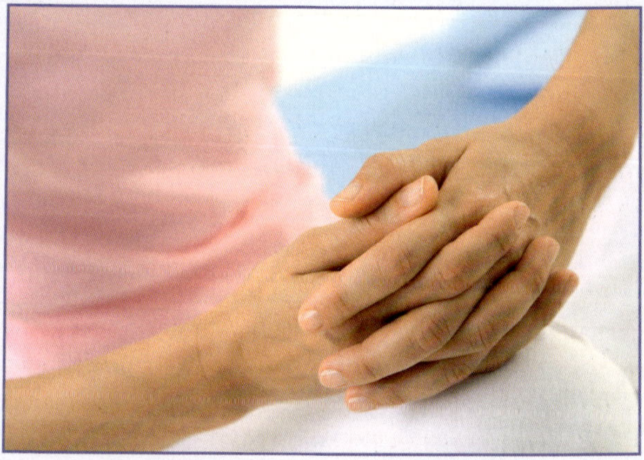

Affirmation:

Mit Lust und Begeisterung
beginne ich diesen Tag.
Ich genieße das Leben in
vollen Zügen und kann heute
Großes vollbringen.

Pran-Mudra – Lebensenergie-Mudra

Die Pran-Mudra regt den Fluss der Lebensenergie im Körper an, sie reduziert daher Müdigkeit und Nervosität und erhöht die Vitalität. Außerdem schenkt sie mehr Durchsetzungskraft und Selbstvertrauen. Darüber hinaus verbessert sie das Sehvermögen.

■ So formen Sie die Mudra:

1. Führen Sie die Lebensenergie-Mudra gleichzeitig mit beiden Händen aus. Legen Sie die Spitzen von Daumen, Ringfinger und kleinem Finger leicht aneinander und strecken Sie die Zeige- und Mittelfinger möglichst gerade aus.
2. Sitzen Sie aufrecht und legen Sie die Handrücken locker auf die Oberschenkel. Schließen Sie die Augen und atmen Sie tief ein und aus.
3. Spüren Sie, wie sich Ihre Energie im Beckenboden sammelt und den ganzen Körper bis hoch in den Kopf und die Augen steigt.

Tipp:

Stellen Sie sich, während Sie die Mudra ausüben, einen großen, alten Baum vor: Mit der Einatmung visualisieren Sie, wie die Kraft aus den Wurzeln den ganzen Stamm hoch bis in die Äste und Zweige strömt. Beim Ausatmen stellen Sie sich vor, wie Sie die gesammelte Lebensenergie im »Stamm« – Ihrem Bauch – speichern.

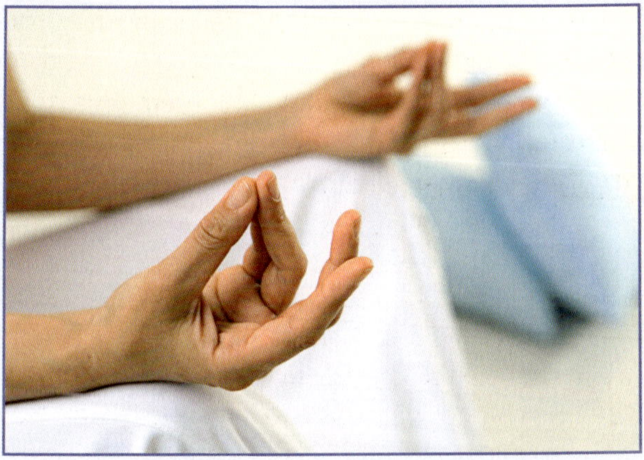

Affirmation:

Jede Zelle meines Körpers
ist erfüllt von unbegrenzter,
freudiger und
überschäumender Lebenskraft.

Apan-Mudra – Energie-Mudra

Die Apan-Mudra wirkt gegen Antriebsschwäche, Erschöpfung und Müdigkeit und entfernt Schlacken und schädliche Giftstoffe aus dem Körper.
Auf der emotionalen Ebene schenkt sie Zuversicht, Geduld und Gelassenheit und hilft Ihnen dabei, positiv in die Zukunft zu schauen und persönliche Visionen zu verwirklichen.

■ So formen Sie die Mudra:

1. Führen Sie die Mudra gleichzeitig mit beiden Händen aus. Legen Sie die Spitzen von Daumen, Mittel- und Ringfinger aneinander. Strecken Sie die Zeigefinger und kleinen Finger gerade aus. Lassen Sie die Finger dabei locker.
2. Lassen Sie die Handrücken entspannt auf den Oberschenkeln ruhen. Schließen Sie die Augen und atmen Sie tief ein und aus.

Tipp:

Stellen Sie sich vor, wie in der Erde ein Samen aufgeht, der Keim die Erde durchbricht, und eine Pflanze wächst. Visualisieren Sie, wie sich dann wunderschöne Blüten in bunten Farben öffnen, und wie die Pflanze später Früchte trägt. Stellen Sie sich vor, wie Projekte oder Beziehungen, die Sie entwickeln möchten, sich ebenso wie der Samen positiv entwickeln und Früchte tragen.

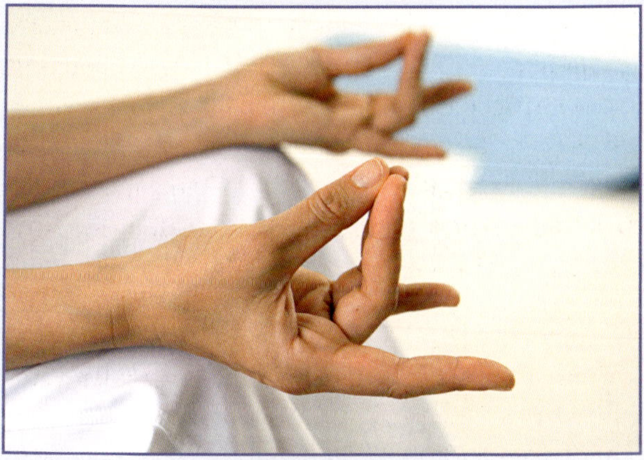

Affirmation:

Jeden Morgen erwache ich voller Vorfreude auf die neuen Erfahrungen des Tages. In Freiheit und Liebe erschaffe und genieße ich die Dinge, die mein Leben verschönern und bereichern.

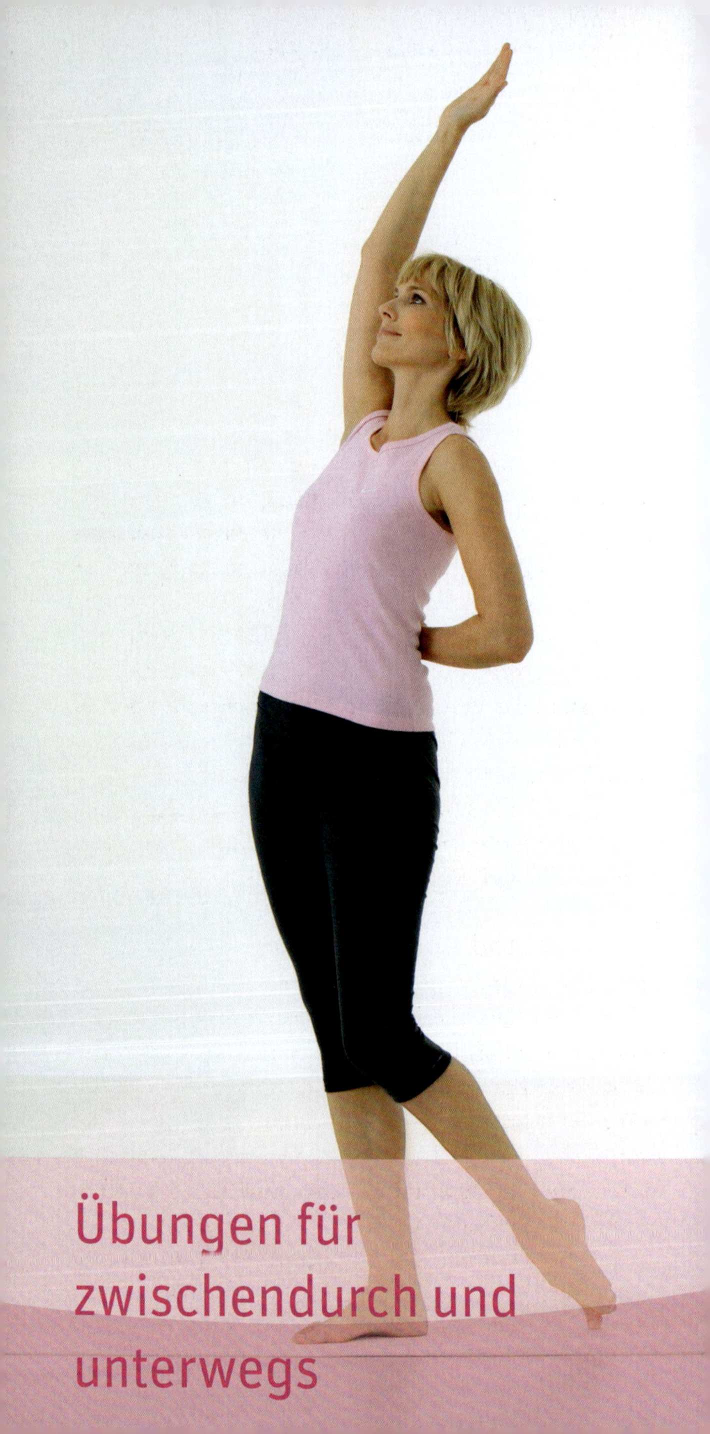

Übungen für zwischendurch und unterwegs

»Nur im gegenwärtigen Augenblick können wir das Leben wirklich berühren.«
Thich Nhat Hanh

Rückenschmerzen – wer kennt sie nicht?

In der westlichen Welt nehmen Rückenprobleme stetig zu. Kein Wunder: Durch die für unseren Lebensstil typische Bewegungsarmut und häufige Schreibtischarbeit bildet sich die Muskulatur zurück. Eine ständig gebeugte Haltung und nach vorn hängende Schultern verkürzen die Brustmuskeln. Die Folge davon sind ein gekrümmter Rücken und das Verkümmern der aufrichtenden Schultermuskulatur. Auch die Atmung wird eingeschränkt, da die Lunge sich nicht voll ausdehnen kann.
Durch gezielte Dehnübungen aus dem Yoga können Sie all diesem entgegenwirken, die bewegende Muskulatur sanft stärken und die Wirbelsäule flexibel halten.

Wenig Aufwand – große Wirkung

Trotz Termindrucks gibt es auch am Arbeitsplatz immer wieder kleine Pausen, die Sie ganz bewusst nutzen sollten, um Ihrem Rücken etwas Gutes zu tun – und um ganz nebenbei auch noch Stress abzubauen. Die folgenden Yoga-Übungen können Sie problemlos und schnell zwischendurch im Büro oder unterwegs durchführen. Sie brauchen dafür weder eine spezielle Kleidung noch eine Matte. Manche Übungen lassen sich sogar direkt am Arbeitsplatz auf dem Stuhl ausführen. Nach dem Üben können Sie dann gestärkt und mit neuem Elan Ihre Tätigkeit fortsetzen.

Bauchatmung im Sitzen

Diese Übung belebt und entspannt den Körper, besänftigt aufgewühlte Emotionen und macht den Geist klar und ruhig. Das ganze Atmungssystem und der Fluss von Prana, der Lebensenergie, werden angeregt. Darüber hinaus kommt Ihr Stoffwechsel in Gang und Schlacken werden abgebaut.
Schenken Sie für einige Momente die volle Aufmerksamkeit Ihrem Atem. Je ruhiger der Atem ist, desto entspannter und gelassener wird auch Ihre allgemeine körperliche und seelische Verfassung sein.

So geht die Übung:

1. Sie sitzen aufrecht auf einem Stuhl, die Füße stehen etwa hüftbreit auseinander flach am Boden. Kippen Sie das Becken etwas nach vorn, so dass sich die Wirbelsäule noch mehr aufrichtet. Legen Sie die Hände gefaltet auf den Bauch oder lassen Sie sie locker auf den Oberschenkeln ruhen. Schulter und Nacken bleiben ganz entspannt. Schließen Sie die Augen.
2. Atmen Sie tief durch die Nase in den Bauchraum ein und achten Sie darauf, wie sich die Bauchdecke hebt. Nehmen Sie eine Pause nach der Einatmung wahr – die Fülle. Atmen Sie wieder durch die Nase aus und fühlen Sie nun, wie sich der Bauch senkt. Lassen Sie die ganze Luft ausströmen, bis der Bauch ganz leer ist. Nehmen Sie eine Pause nach der Ausatmung wahr – die Leere. Lassen Sie Einatmung und Ausatmung ganz von selbst kommen und erzwingen Sie nichts.

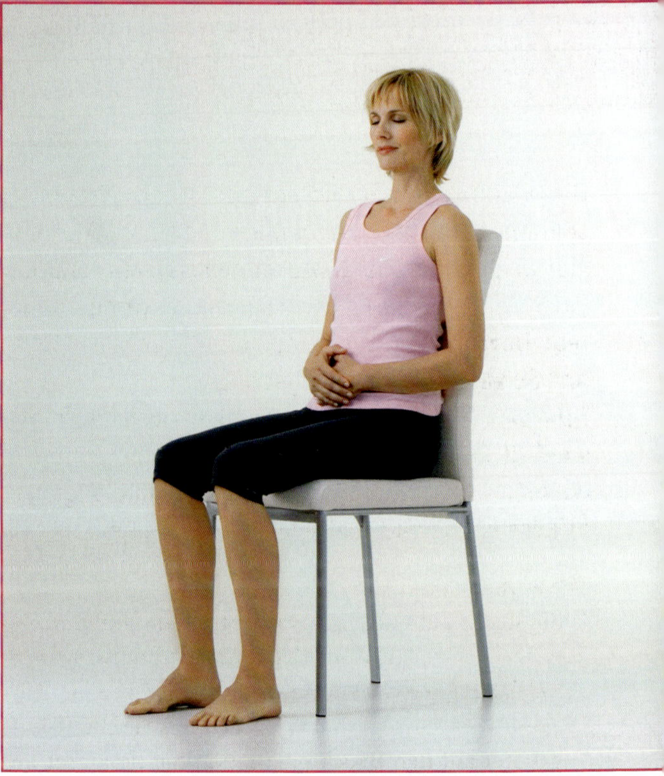

3. Lassen Sie die Atemzüge allmählich länger und tiefer werden. Spüren Sie, wie Sie immer ruhiger werden, je mehr sich die Atemzüge verlängern.

Tipp:

Diese Übung können Sie alternativ auch im Liegen oder im Stehen ausführen. Ganz wichtig hierbei: Lassen Sie Ärger, Anspannung und alles, was Sie belastet, bewusst hinter sich und finden Sie zurück zu Ihrer Mitte.

Schulter-Nacken-Übung

Durch diese Übung werden Spannungen im ganzen Schulter-Nacken-Bereich gelöst sowie dessen Muskulatur gekräftigt. Dadurch erhöht sich auch die allgemeine Beweglichkeit von Nacken und Schultern.

Vorsicht bei:

Schwindel, Kopfschmerzen, Migräne und akuten Beschwerden in der Halswirbelsäule

So geht die Übung:

1. Sie sitzen aufrecht auf einem Stuhl, die Hände liegen entspannt auf den Oberschenkeln. Halten Sie den Kopf gerade. Drehen Sie den Kopf ausatmend nach rechts und einatmend wieder nach vorn. Bewegen Sie anschließend den Kopf nach links und wieder nach vorn. Wiederholen Sie die Bewegung ca. 3-mal nach jeder Seite und nehmen Sie wahr, wie sich der Kopf jedes Mal ein Stückchen weiter drehen lässt.
2. Halten Sie den Kopf nun gerade. Beugen Sie ausatmend den Kopf nach rechts (Foto) und kommen Sie wieder in die Ausgangshaltung. Beugen Sie dann den Kopf nach links und wieder zurück.
3. Lassen Sie den Kopf nach vorn gleiten, bis das Kinn auf der Brust liegt. Kreisen Sie den Kopf langsam im Uhrzeigersinn, achten Sie aber darauf, die Halswirbelsäule nicht nach hinten zu überdehnen. Es genügt, den Kopf aus einer senkrechten Haltung heraus zu kreisen. Nun in die andere Richtung rotieren.

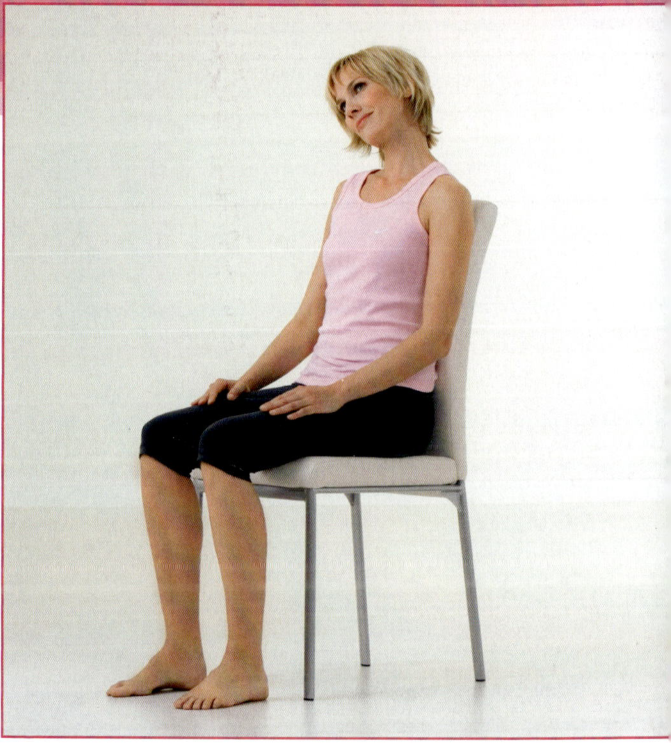

4. Ziehen Sie die Schultern nach oben, spannen Sie alle Muskeln im Schulter-Nacken-Bereich an – und lassen Sie wieder los. Wiederholen Sie dies einige Male.
5. Lassen Sie die Schultern nach hinten, nach vorn und diagonal rotieren.

Tipp:

Diese Schulter-Nacken-Übung können Sie alternativ auch im Stehen – z. B. beim Warten an der Bushaltestelle oder im Supermarkt – ausführen.

Katze auf dem Stuhl

Wie die klassische Yoga-Übung »Die Katze« ist diese Übungsfolge im Sitzen sehr wohltuend bei Rückenschmerzen, besonders nach langem Arbeiten am Schreibtisch. Die geschmeidigen Bewegungen lösen hartnäckige Spannungen im Schulter-Nacken-Bereich, befreien den Rücken von Blockaden und machen die Wirbelsäule beweglich.

So geht die Übung:

1. Sie sitzen aufrecht auf einem Stuhl, die Füße stehen etwa hüftbreit auseinander flach am Boden. Legen Sie die Hände locker auf den Oberschenkeln ab. Während Sie ausatmen, lassen Sie Ihren Rücken rund werden und machen einen Katzenbuckel. Der Kopf und die Schultern hängen dabei locker nach vorn (Foto).
2. Mit der nächsten Einatmung kippen Sie das Becken etwas nach vorn und richten den Oberkörper und den Kopf Wirbel für Wirbel wieder auf. Halten Sie den Oberkörper nun ganz gerade. Wiederholen Sie die Bewegung Einrollen – Aufrichten einige Male in Ihrem eigenen Atemrhythmus.
3. Beugen Sie den Oberkörper nun mit der Ausatmung langsam nach rechts und richten Sie sich mit der Einatmung wieder auf. Der Kopf dreht sich hierbei nicht mit, sondern schaut weiterhin nach vorn. Beugen Sie dann den Oberkörper ausatmend nach links und richten Sie sich einatmend wieder auf. Wiederholen Sie die Bewegung auf jeder Seite ca. 3-mal.

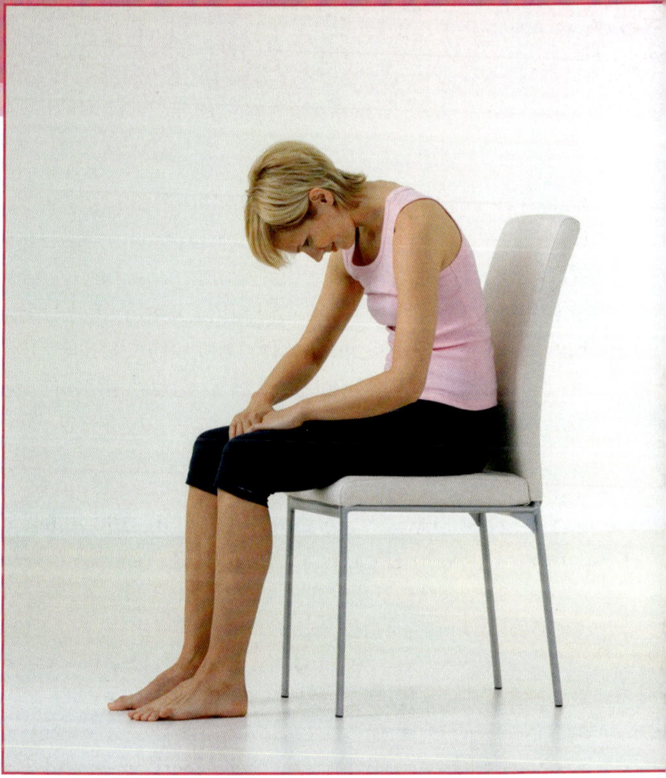

4. Strecken Sie jetzt die Arme zur Decke und ziehen Sie den Oberkörper nach oben in die Länge. Dehnen, strecken und räkeln Sie sich wie eine Katze, wenn sie nach dem Liegen aufsteht.

Tipp:

Gähnen Sie intensiv und mit Ton, wenn Sie sich räkeln – das entspannt die gesamte Muskulatur im Gesicht bis hinunter zum Nacken und den Schultern.

Drehsitz auf dem Stuhl

Der Drehsitz ist eine ausgezeichnete Übung, um die Wirbelsäule aufzurichten und sie beweglich und elastisch zu erhalten. Die Wirbelsäule wird hierbei in alle Richtungen gedreht, und sämtliche mit ihr verbundenen Muskeln und Sehnen werden gedehnt, wodurch sich die Blutzufuhr zur Wirbelsäule erhöht. Die Haltung fördert zudem die Durchblutung der Bauchorgane und befreit sie von Stauungen.

Vorsicht bei:

entzündlichen Prozessen im Bauchraum, Bandscheibenvorfall, Ischias, Hexenschuss und akuten Erkrankungen der Wirbelsäule

So geht die Übung:

1. Sie sitzen aufrecht auf einem Stuhl, die Füße stehen etwa hüftbreit auseinander flach am Boden. Kippen Sie das Becken nach vorn, so dass sich die Wirbelsäule noch mehr aufrichtet.
2. Legen Sie nun die linke Hand in Taillenhöhe mit dem Handrücken auf Ihren Rücken. Drehen Sie den Oberkörper nach links und greifen Sie mit der rechten Hand um den Körper auf Ihre linke Hüfte oder auf die Arm- beziehungsweise Rückenlehne.
3. Drehen Sie auch den Kopf so weit wie möglich nach links. Halten Sie ihn dabei ganz gerade und kippen Sie ihn nicht nach hinten Richtung Nacken. Atmen Sie tief und verweilen Sie etwas in der Haltung.

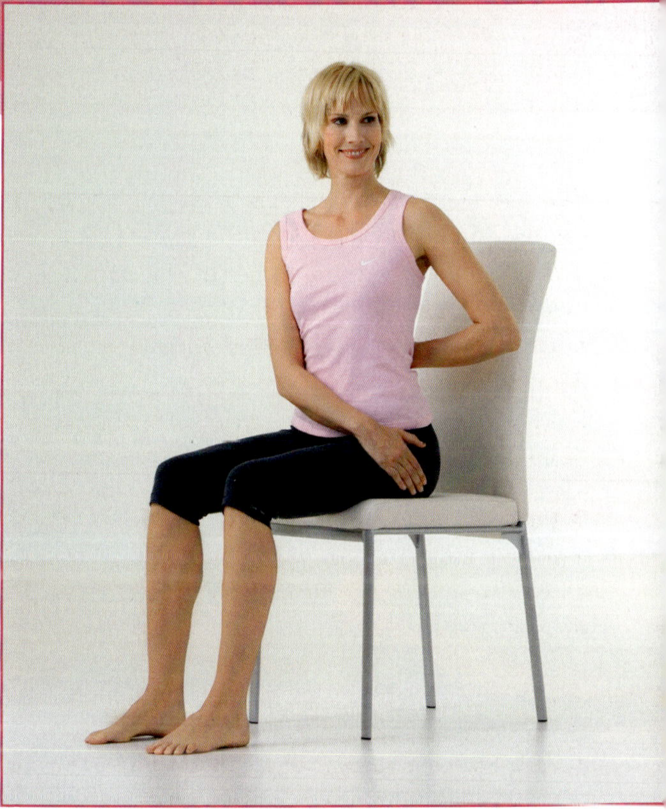

4. Lösen Sie dann die Stellung behutsam wieder auf und üben Sie zur anderen Seite.

Tipp:

Achten Sie bei dieser Übung unbedingt darauf, dass Sie bei der Drehung der Wirbelsäule und des Kopfes nicht weiter als bis zu Ihrer Dehngrenze gehen – die Stellung soll keine Schmerzen verursachen!

Brustexpander – Parsvottanasana

Diese Übung wirkt wie ein Energieschub für den gesamten Körper. Der Brustexpander verbessert außerdem die Haltung, stärkt die Brustmuskulatur und strafft bei Frauen den Busen. Darüber hinaus lösen sich hartnäckige Spannungen im Nacken, im oberen Rücken und in den Schultern.

Vorsicht bei:

akuten Kopfschmerzen, erhöhtem Augeninnendruck, Netzhautablösung, Bluthochdruck, Schwindel sowie Gleichgewichtsstörungen

So geht die Übung:

1. Sie stehen aufrecht, die Beine etwa hüftbreit auseinander, die Füße zeigen parallel nach vorn. Verschränken Sie die Hände hinter dem Rücken.
2. Ziehen Sie die Schultern nach hinten und öffnen Sie den Brustkorb. Atmen Sie ein und beugen Sie sich zunächst leicht nach hinten.
3. Atmen Sie aus und beugen Sie sich nun aus der Hüfte heraus mit geradem Rücken nach vorn. Beugen Sie zuerst leicht die Knie und strecken Sie sie dann durch. Lassen Sie den Kopf locker hängen. Bringen Sie die Arme so weit es geht nach oben, aber überdehnen Sie sie nicht! Halten Sie die Stellung eine Weile.
4. Lassen Sie die Knie wieder locker und richten Sie sich langsam Wirbel für Wirbel auf. Wiederholen Sie die Übung 2- bis 3-mal.

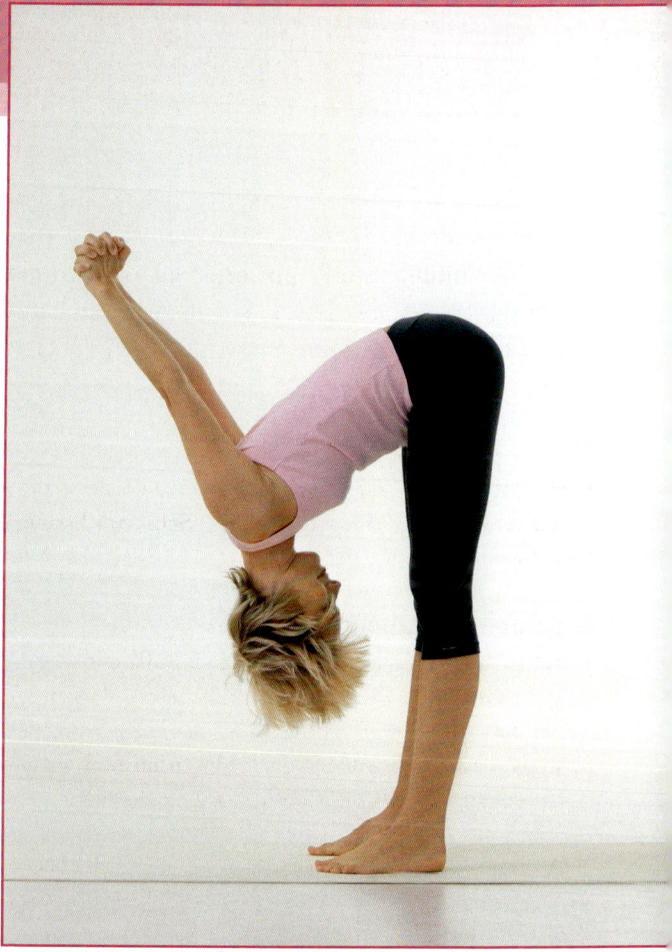

Tipp:

Wenn Sie die Hände während der Dehnung nicht miteinander verschränken können, nehmen Sie einfach ein zu einer Schlaufe geknotetes Tuch als »Verbindungshilfe«.

Rückendehnung

Diese Übung ist geradezu eine Wohltat bei Rückenschmerzen und nach langer sitzender oder nach vorn gebeugter Tätigkeit. Die Rückendehnung streckt die Wirbelsäule, löst die Wirbel voneinander und schafft Platz für die Bandscheiben. Blockaden im Lendenwirbelbereich werden gelöst und der gesamte Rücken kann sich entspannen.

Vorsicht bei:

Bandscheibenvorfall, Ischias, Hexenschuss und akuten Erkrankungen der Wirbelsäule

So geht die Übung:

1. Sie stehen aufrecht, die Beine etwa hüftbreit auseinander, die Füße zeigen parallel nach vorn. Legen Sie die linke Hand in Höhe des Kreuzbeins auf den Rücken, die Handfläche zeigt dabei nach außen.
2. Verlagern Sie das Gewicht auf das rechte Bein und setzen Sie das linke Bein etwas nach hinten. Strecken Sie den rechten Arm nach oben zur Decke.
3. Machen Sie den Oberkörper ganz lang. Beugen Sie sich aus der Hüfte heraus etwas nach hinten und nehmen Sie den Kopf mit. Achten Sie jedoch darauf, den Kopf nicht in Richtung Nacken zu überdehnen! Atmen Sie tief ein und aus und verweilen Sie einige Atemzüge lang in der Haltung.
4. Richten Sie sich dann behutsam aus der Dehnung wieder auf und üben Sie zur anderen Seite.

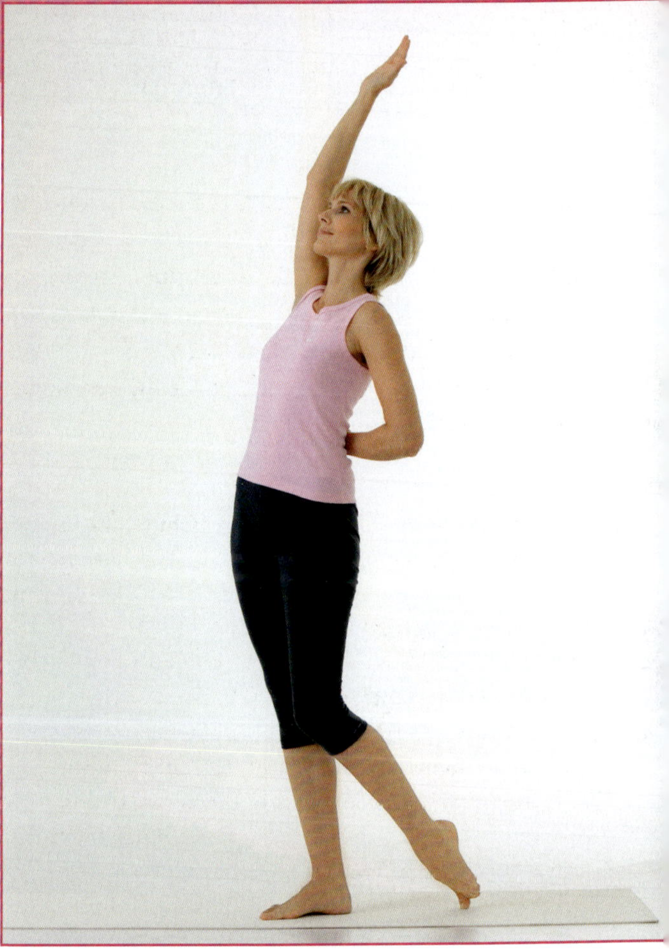

Tipp:

Stellen Sie sich bei der Rückendehnung vor Ihrem inneren Auge vor, dass sich Ihre Wirbel voneinander lösen und Sie um einige Zentimeter wachsen.

Pendel

Das Pendel entlastet den Rücken nach langem Sitzen oder Stehen und löst Anspannungen im Schulter-Nacken-Bereich. Außerdem kräftigt diese Übung die Muskeln im Rücken, in den Schultern und in den Beinen. Das Herz wird entlastet, der Kopf gut durchblutet und der Blutkreislauf angeregt. Darüber hinaus lädt diese Übung den ganzen Körper mit neuer Energie auf, und Sie können sich besser konzentrieren.

Vorsicht bei:

Bluthochdruck, akuten Kopfschmerzen, erhöhtem Augeninnendruck, Netzhautablösung und Beschwerden im unteren Rücken

So geht die Übung:

1. Sie stehen aufrecht, die Beine etwa schulterbreit auseinander, die Füße parallel. Stützen Sie die rechte Hand in der Taille ab. Atmen Sie ein und strecken Sie den linken Arm weit nach oben. Dehnen Sie den Oberkörper und beugen Sie sich etwas nach hinten.
2. Beugen Sie sich nun in der Ausatmung aus der Hüfte heraus langsam über die Waagerechte nach vorn. Lassen Sie Oberkörper, linken Arm und Kopf ganz entspannt nach unten hängen. Pendeln Sie mit dem Arm hin und her und im Kreis. Atmen Sie mit tiefen, langen Atemzugen entspannt weiter.
3. Beugen Sie leicht die Knie und richten Sie den Oberkörper Wirbel für Wirbel wieder auf. Heben Sie den

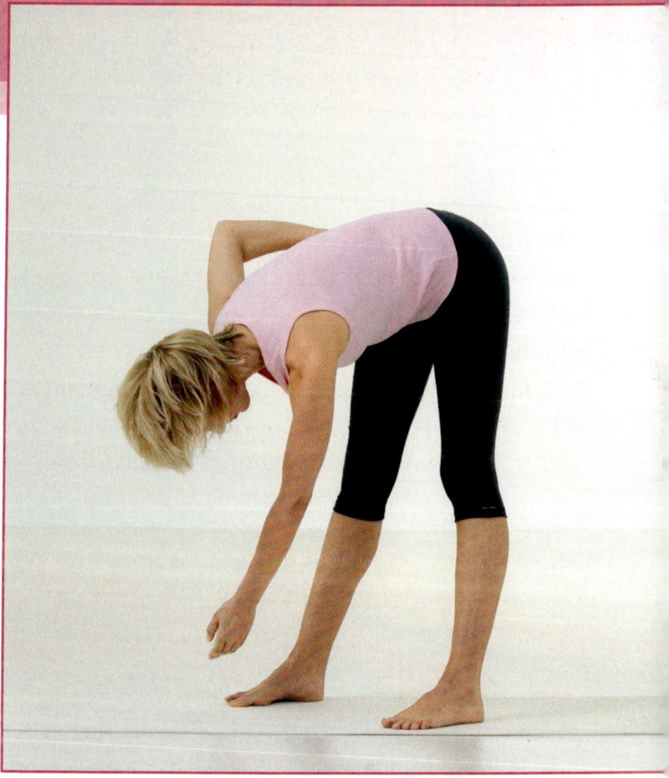

linken Arm über den Kopf und beugen Sie sich nach hinten, um die Stellung wieder auszugleichen. Halten Sie dabei den Kopf gerade.

4. Wiederholen Sie die Übung mit dem anderen Arm.

Tipp:

Achten Sie bei der Vorbeuge darauf, dass Ihr Arm ganz frei hin- und herschwingt wie bei einer Marionette, deren Fäden gelockert wurden.

Entspannung für die Augen

Nach längerer Tätigkeit am Bildschirm, ausgiebigem Lesen (vor allem bei dämmerigem Licht) oder Detailarbeit wie Nähen oder Stricken sind die Augen oft gereizt, trocken, müde und angespannt. Hier können Sie leicht Abhilfe schaffen: Diese Übung entlastet die Augen und regt die Bildung von Tränenflüssigkeit an, wodurch die Augen besser befeuchtet werden. So können Sie insgesamt wieder klarer sehen.

Vorsicht bei:

grünem Star und erhöhtem Augeninnendruck – hier die Augen maximal 5 bis 10 Minuten abdecken

So geht die Übung:

1. Setzen Sie sich bequem an einen Tisch und stützen Sie die Ellenbogen auf. Lockern Sie die Hände, indem Sie sie kurz ausschütteln, und reiben Sie dann die Handflächen aneinander, bis sie angenehm warm sind. Bedecken Sie beide Augen mit den Handflächen. Die Finger kreuzen sich über der Stirn – so sind die Augen optimal abgeschirmt. Lassen Sie den Kopf locker in die Hände sinken und schließen Sie die Augen. Atmen Sie langsam und gleichmäßig ein und aus.
2. Spüren Sie die Wärme Ihrer Hände. Stellen Sie sich vor, wie sich die Augenmuskeln und die Augenlinse entspannen. Nehmen Sie auch die Dunkelheit wahr und vertiefen Sie sie mit jeder Ausatmung. Genießen Sie die Entspannung, solange Sie Zeit haben –

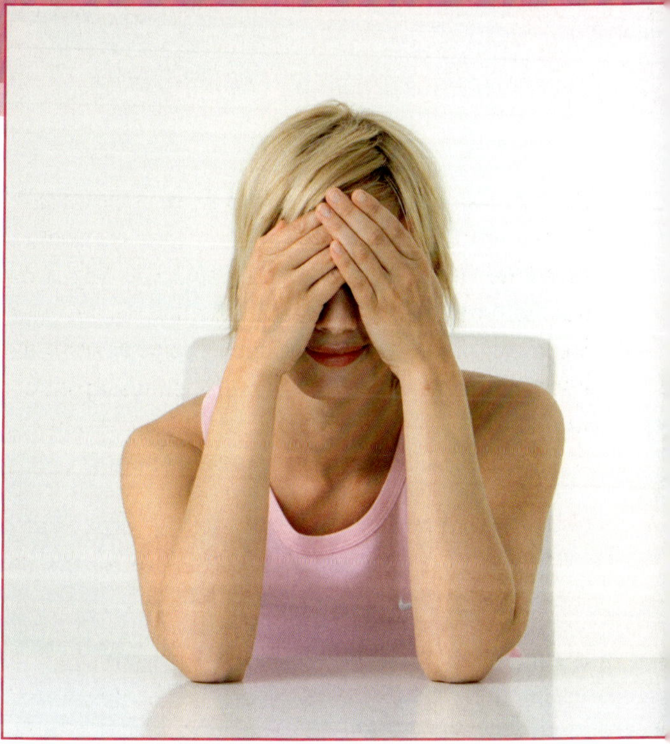

auch nur wenige Minuten sind bei dieser Übung bereits sehr wirkungsvoll.

3. Beenden Sie die Entspannung, indem Sie die Hände voneinander lösen und langsam die Augen öffnen.

Tipp:

Lassen Sie statt der Dunkelheit doch einmal ein Bild der Entspannung (z. B. eine schöne Landschaft) in Gedanken auftauchen und stellen Sie sich vor, wie entspannt und klar Sie hier sehen können.

Nadel-Mudra – Mudra der Stärke

Die Nadel-Mudra verleiht mehr Selbstbewusstsein, stärkt den Willen und gibt Ihnen Kraft, diesen klar auszudrücken und durchzusetzen. Sie verhilft Ihnen auch zu innerer Klarheit und unterstützt Sie dabei, sich Ihrer Fähigkeiten, Ziele, Wünsche und Absichten besser bewusst zu werden.

So formen Sie die Mudra:

1. Führen Sie die Mudra gleichzeitig mit beiden Händen aus. Halten Sie die Arme locker vor dem Körper, etwa auf Brusthöhe.
2. Strecken Sie beide Zeigefinger nach oben aus. Die anderen Finger sind gebeugt.
3. Legen Sie die Daumen quer über die gebeugten Finger. Wenn Ihnen dies nicht möglich ist, können Sie die Daumen auch locker auf den gebeugten Fingern ablegen. Schließen Sie die Augen und atmen Sie ganz tief und bewusst ein und aus.

Tipp:

Heben Sie, während Sie die Mudra halten, leicht das Kinn und demonstrieren Sie damit Stolz und Selbstbewusstsein. Stellen Sie sich eine Situation vor, in der Sie sich durchsetzen wollen. Sprechen Sie im Geist die Worte, mit denen Sie Ihre Absicht und Ihren Willen kundtun möchten. Stellen Sie sich vor, wie Sie Ihr Ziel erreichen werden.

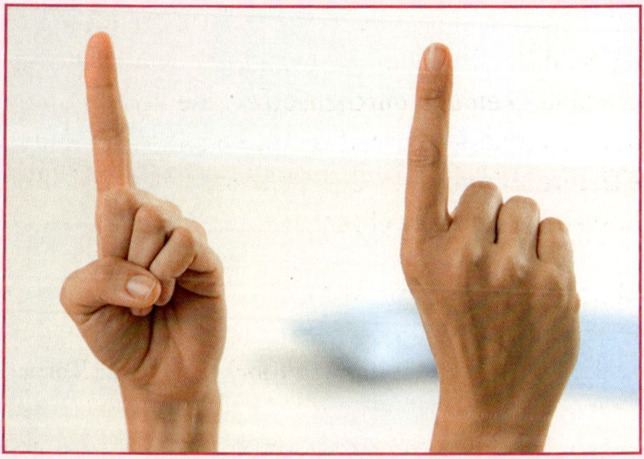

Affirmation:

Ich bin allen Situationen
gewachsen, wenn
ich mir selbst vertraue
und Entscheidungen aus
meiner Mitte treffe.

Kubera-Mudra – Reichtums-Mudra

Diese Mudra ist Kubera, dem hinduistischen Gott des Reichtums, gewidmet. Sie verleiht innere Ruhe, Zuversicht, Gelassenheit und Kraft und hilft Ihnen, Ihre Wünsche und Ziele zu verwirklichen.
Auf körperlicher Ebene wirkt sie reinigend auf das Atmungssystem und befreit die Stirnhöhlen von überflüssigen Schlacken und Abfallstoffen.

■ So formen Sie die Mudra:

1. Führen Sie die Mudra gleichzeitig mit beiden Händen aus. Legen Sie die Spitzen von Daumen, Zeigefinger und Mittelfinger aneinander.
2. Ringfinger und kleinen Finger knicken Sie locker zur Handmitte hin ein.
3. Lassen Sie die Handrücken entspannt auf den Oberschenkeln ruhen. Schließen Sie die Augen und atmen Sie ganz tief und bewusst ein und aus.

Tipp:

Denken Sie an etwas, das Sie sich für die Zukunft wünschen. Formulieren Sie diesen Wunsch. Drücken Sie dabei die Fingerspitzen aneinander und lassen Sie wieder locker. Während Sie die Mudra nun weiterhin halten, stellen Sie sich vor, dass sich dieser Wunsch bereits erfüllt hat. Führen Sie sich alle Einzelheiten vor Augen und nehmen Sie wahr, wie Sie sich dabei fühlen.

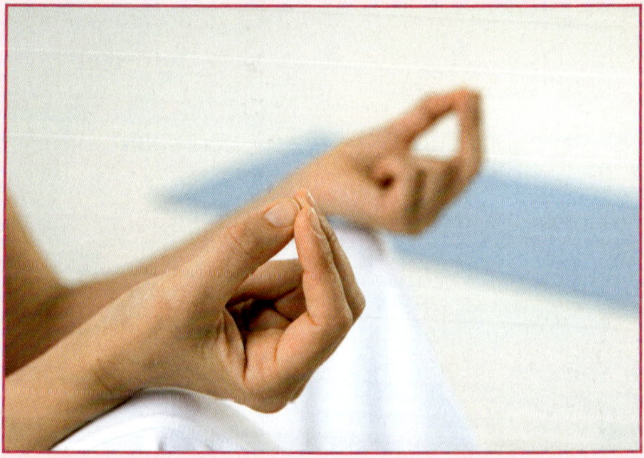

Affirmation:

Ich bin völlig offen und
empfangsbereit für die Fülle
und den Reichtum,
die das Universum
mir freigiebig bietet.

Hakini-Mudra – Konzentrations-Mudra

Die Hakini-Mudra wird oft in Rhetorik- und Managementkursen empfohlen. Sie schärft das Gedächtnis und die Erinnerung und erhöht die Konzentrationsfähigkeit. Sie fördert außerdem das Zusammenspiel der rechten und linken Gehirnhälfte.
Auf körperlicher Ebene wird die Atmung vertieft und die Durchblutung des Gehirns verbessert.

■ So formen Sie die Mudra:

1. Legen Sie die Finger der rechten und der linken Hand an den Kuppen aneinander. Halten Sie die Hände dabei locker.
2. Drücken Sie die Fingerspitzen leicht zusammen.
3. Stützen Sie die Ellenbogen auf der Armlehne eines Stuhls ab oder halten Sie die Oberarme nah am Körper. Schließen Sie die Augen und atmen Sie bewusst ganz tief ein und aus

Tipp:

Wenn Sie sich an etwas erinnern möchten oder sich stark konzentrieren müssen, formen Sie die Hakini-Mudra. Richten Sie die Augen nach oben und legen Sie die Zungenspitze während der Einatmung an den Gaumen. Wenn Sie ausatmen, lassen Sie die Zungenspitze los. Atmen Sie eine Weile auf diese Weise tief ein und aus. Bestimmt fällt Ihnen das Gewünschte bald wieder ein.

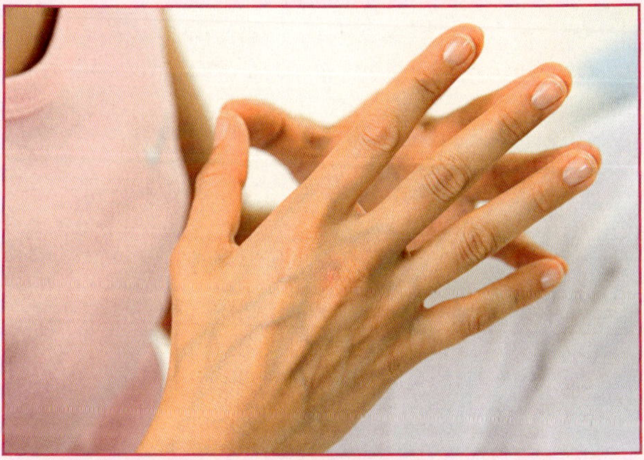

Affirmation:

Ich höre auf meine innere
Weisheit und vertraue
meinen intuitiven
Fähigkeiten.

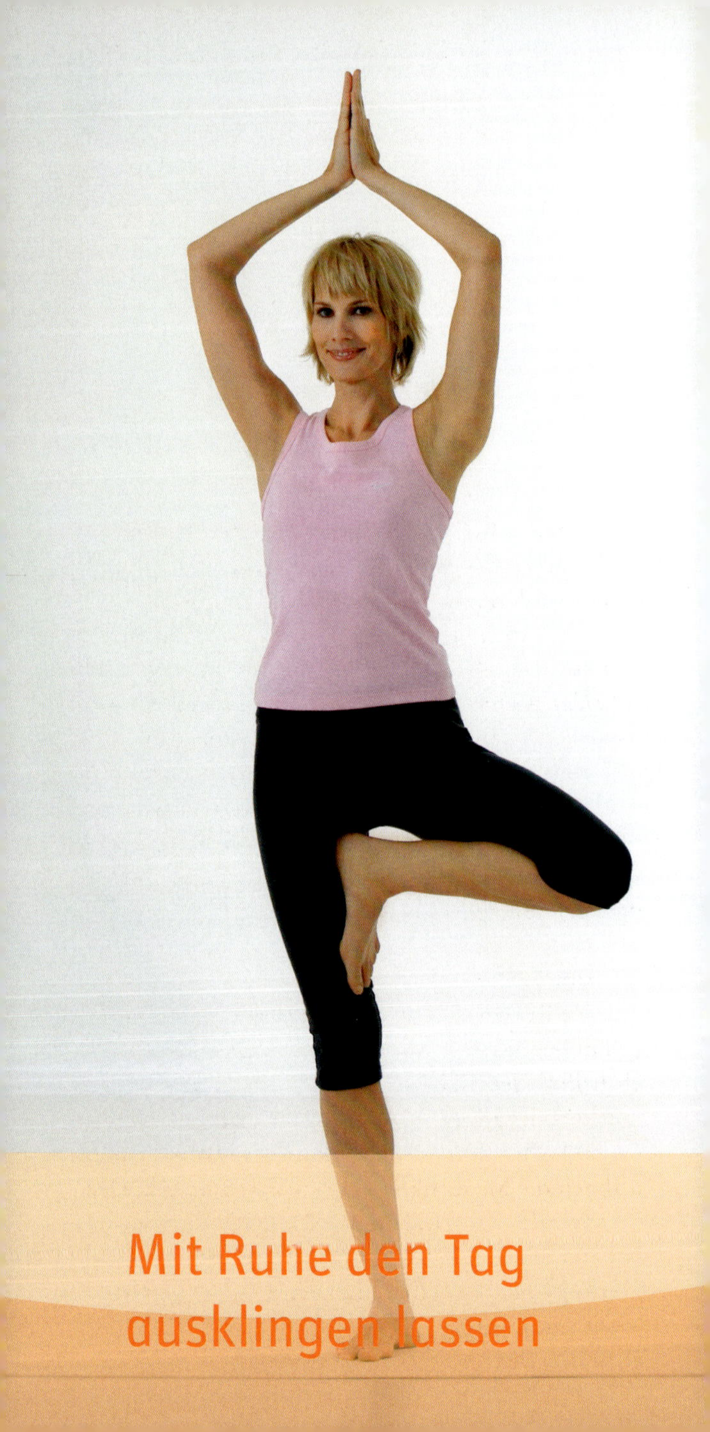

Mit Ruhe den Tag ausklingen lassen

»Gar nichts zu wollen ermöglicht es zu erleben, dass da tatsächlich nichts ist – nur Frieden und Ruhe.«
Ayya Khema

Genießen Sie den Feierabend!

Nach einem anstrengenden Arbeitstag ist es wichtig, den Körper, insbesondere den Rücken und den Nacken, zu entlasten und zur Ruhe zu kommen. Im Getriebe des täglichen Lebens wird der Geist ständig mit Reizen überflutet. Wer abends nicht abschaltet, verbringt selbst den Schlaf noch in körperlicher und geistiger Anspannung. Auch wenn Sie sich dessen nicht bewusst sind – es kostet Kraft, die Muskeln zusammenzuziehen. Diese unnötig verbrauchte Energie fehlt Ihnen dann an anderer Stelle. Lernen Sie deshalb, mit Yoga-Übungen ganz bewusst die Muskulatur zu entspannen und die dadurch freigesetzte Energie sinnvoll zu nutzen.

Sich vom Alltag lösen

Wenn Sie Sorgen und anstehende Aufgaben beschäftigen und Sie nicht einschlafen lassen, kann Yoga Ihnen auch helfen, den Geist zu kontrollieren. Dann werden Sie nicht mehr von Ihren Gedanken dominiert, sondern Sie selbst lenken den Geist. Momente des Innehaltens geben Ihnen die Möglichkeit, Ihr Verhalten zu erkennen, gegebenenfalls zu ändern und Ihre Einstellungen bewusst zu wählen. Wenn Sie regelmäßig das nun folgende kleine Yoga-Programm ausüben, wird Ihr Körper Ihnen dies mit einem tiefen und erholsamen Schlaf danken.

Beine an der Wand

Nach einem langen Arbeitstag ist dies eine sehr wohltuende Körperstellung. Wenn Sie viel sitzen, sind die Beine die meiste Zeit angebeugt, wodurch sich deren Muskulatur verkürzt. Die Haltung an der Wand dehnt die Rückseite der Beine intensiv. Sie entlastet darüber hinaus den Rücken und die Bandscheiben. Auch der gesamte Schulter-Nacken-Bereich entspannt sich, der Kopf wird besser durchblutet und die Gedanken kommen zur Ruhe.

So geht die Übung:

1. Legen Sie eine Yoga-Matte aus Schafwolle oder eine warme Decke längs vor eine freie Wand. Legen Sie sich zuerst auf die Seite, mit dem Gesäß dicht an der Wand, und ziehen Sie die Beine an.
2. Rollen Sie sich langsam auf den Rücken und strecken Sie die Beine behutsam an der Wand entlang in die Senkrechte. Lassen Sie die Arme locker neben dem Körper liegen. Die Handflächen zeigen nach oben – so sind auch die Schultern entspannt. Lassen Sie die Füße locker. Atmen Sie mit tiefen langen Atemzügen in den Bauchraum hinein.
3. Drücken Sie in der Ausatmung die Fersen zur Decke. Nehmen Sie wahr, wie sich die Dehnung auf der Rückseite der Beine verstärkt, und verweilen Sie einige Minuten in dieser Haltung.

   Nach langem Sitzen kann es übrigens sein, dass Sie diese Haltung zunächst als unangenehm empfinden.

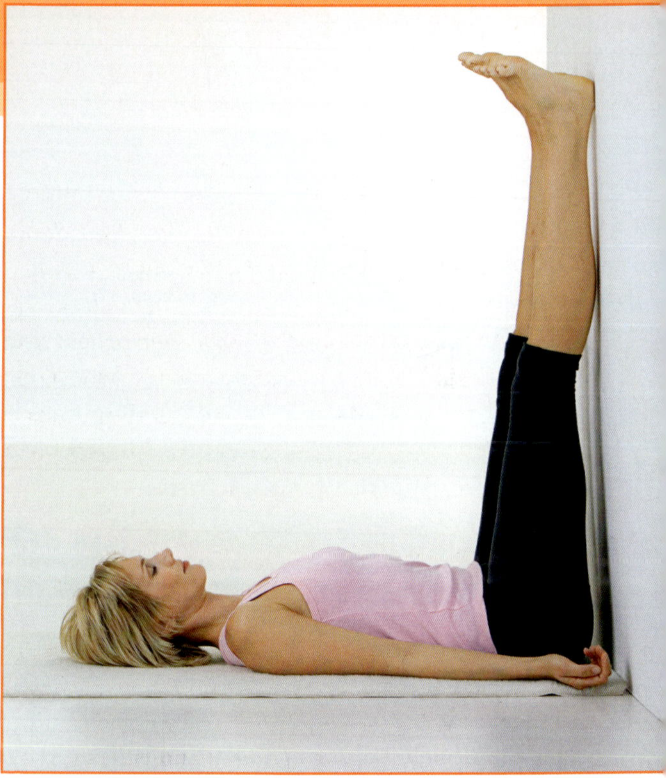

Dehnen Sie die Beine dann ganz vorsichtig – die Übung soll keine Schmerzen verursachen!

4. Um aus der Haltung zu kommen, ziehen Sie die Beine wieder an und rollen sich auf die Seite.

Tipp:

Um den Rücken noch mehr zu entlasten, können Sie zusätzlich eine zusammengefaltete Decke oder ein festes Kissen unter das Becken legen.

Bär

Diese Übung entlastet die Wirbelsäule, und die im Laufe des Tages komprimierten Bandscheiben können sich wieder mit Flüssigkeit füllen. Somit entsteht mehr Platz zwischen den Wirbelkörpern und der gesamte Rücken entspannt sich. Arm- und Beingelenke werden gelockert und dadurch elastisch und beweglich erhalten. Der Bär befreit auch die gesamte Schulter-Nacken-Partie von Spannungen.

So geht die Übung:

1. Legen Sie sich auf eine Yoga-Matte aus Schafwolle oder auf eine warme Decke auf den Rücken. Stellen Sie die Beine etwa hüftbreit geöffnet auf. Die Arme liegen entspannt neben dem Körper, die Handinnenflächen zeigen nach oben.
2. Mit der Einatmung ziehen Sie die Knie zur Brust. Atmen Sie aus und strecken Sie die Beine locker nach oben in die Senkrechte. Strecken Sie gleichzeitig auch die Arme in Richtung Decke. Schütteln und lockern Sie kräftig Arme und Beine.
3. Bewegen Sie die Fußgelenke und Handgelenke in alle Richtungen: auf und ab und hin und her – lassen Sie sie zwischendurch auch einmal im und gegen den Uhrzeigersinn kreisen. Atmen Sie dabei tief und entspannt in den Bauchraum und bleiben Sie so lange in der Haltung, wie es Ihnen angenehm ist.
4. Um aus der Stellung zu kommen, legen Sie die Arme wieder locker neben den Körper. Beugen Sie die Knie

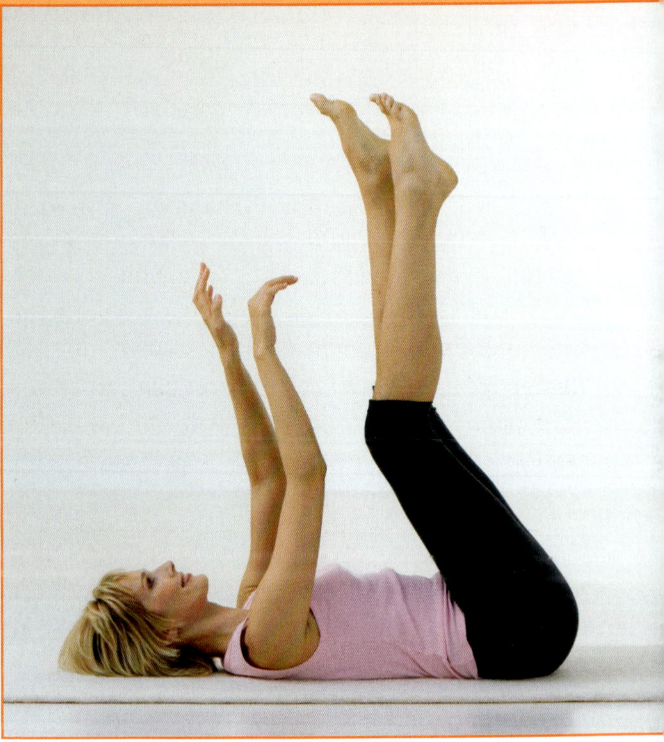

und stellen Sie die Beine auf. Schließen Sie die Augen, verweilen Sie noch einen Moment in dieser Haltung und nehmen Sie wahr, wie angenehm gelockert und warm sich nun der ganze Körper anfühlt.

Tipp:

Stellen Sie sich bei dieser Übung vor, wie ein Bär nach dem monatelangen Winterschlaf ohne Bewegung in aller Ruhe kräftig seine Pranken ausschüttelt. Der Bär ist übrigens auch bei Kindern sehr beliebt!

Schulterbrücke – Setu Bandhasana

Die Schulterbrücke ist eine wichtige Ausgleichshaltung zu allen Vorwärtsbeugen wie »Gespreizte Vorbeuge«, »Pyramide«, »Kniekuss«, »Brustexpander« und »Pendel«, da sie den Rücken nach hinten dehnt. Sie stärkt darüber hinaus die Bauchmuskulatur, entspannt den Nacken und macht die ganze Wirbelsäule beweglich. Der Brustkorb wird geöffnet, und die Gelenke werden geschmeidiger. Außerdem strafft diese Übung die Oberschenkel- und Gesäßmuskeln.

Vorsicht bei:

akuten Beschwerden im Rücken, degenerativen und entzündlichen Prozessen in der Halswirbelsäule, stark erhöhtem Blutdruck und Augeninnendruck

So geht die Übung:

1. Sie liegen entspannt auf dem Rücken. Die Beine sind angewinkelt und etwa hüftbreit auseinander aufgestellt. Ihre Arme liegen entspannt neben dem Körper, die Handflächen zeigen nach oben.
2. Spannen Sie die Muskeln im Bauch und Beckenboden fest an. Kippen Sie das Becken auf das Steißbein. Atmen Sie aus und rollen Sie langsam das Becken in Richtung Kreuzbein. Rollen Sie den Rücken weiter gleichmäßig Wirbel für Wirbel nach oben. Dabei hebt sich das Becken vom Boden ab.
3. Drücken Sie Ihr Becken so weit es geht nach oben. Spüren Sie die Spannung im Nacken und im Rü-

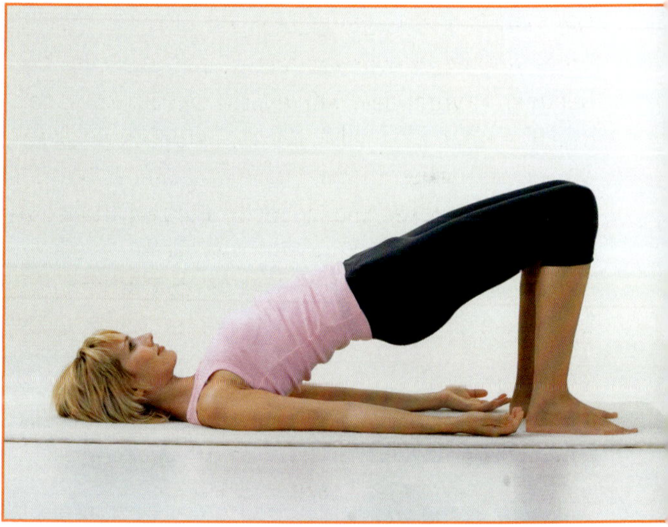

cken, bis ins Becken und in die Beine hinunter. Halten Sie die Spannung. Atmen Sie ganz tief und gleichmäßig ein und aus.

4. Wenn Sie die Haltung verlassen wollen, rollen Sie den Rücken Wirbel für Wirbel wieder ab. Bei Bedarf wiederholen Sie die Übung 2- bis 3-mal.

Tipp:

Sie können auch länger in der Haltung verweilen, wenn Sie das Becken abstützen. Umfassen Sie es dafür mit den Händen, die Daumen zeigen nach unten.

Sphinx

Die Sphinx ist eine einfachere und rückenschonende Form der klassischen Yoga-Übung »Kobra«. Sie kräftigt die Muskulatur des Rumpfes, erhöht die Beweglichkeit der Wirbelsäule und stärkt die Arm-, Schulter- und Nackenmuskulatur. Sie belebt und massiert die Bauchorgane und fördert die Verdauung. Die Sphinx ist auch eine wirksame Übung bei Schmerzen im Unterleib und Menstruationsbeschwerden.

Vorsicht bei:

Schwangerschaft, Beschwerden im unteren Rücken sowie bei Entzündungen und nach Operationen im Bauchraum und im Unterleib

So geht die Übung:

1. Legen Sie sich auf eine Yoga-Matte aus Schafwolle oder auf eine warme Decke auf den Bauch. Die Beine sind leicht gegrätscht. Setzen Sie die Hände neben dem Körper in Schulterhöhe auf und legen Sie die Stirn auf dem Boden ab.
2. Spannen Sie die Muskulatur im Becken an. Heben Sie den Kopf und den Oberkörper leicht vom Boden ab. Schieben Sie die Hände nach vorn, bis Ihre Ellenbogen und Unterarme auf dem Boden aufliegen. Drücken Sie den Oberkörper noch weiter nach oben. Öffnen Sie den Brustkorb und ziehen Sie die Schultern etwas nach hinten. Halten Sie den Kopf gerade in einer Linie mit der Wirbelsäule.

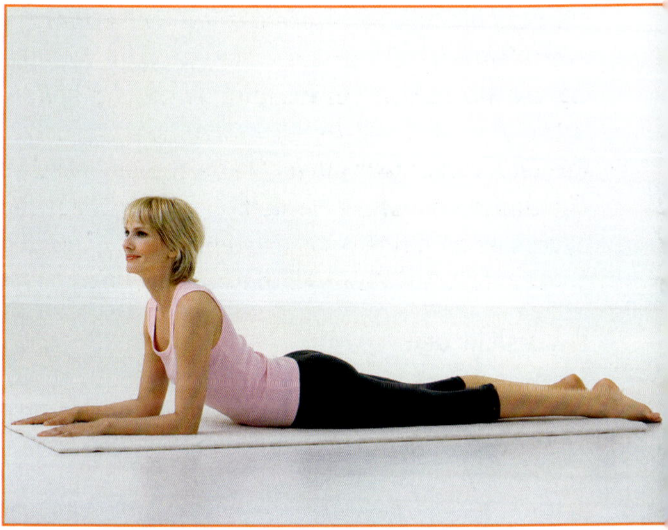

3. Bleiben Sie einige Atemzüge lang in der Stellung. Legen Sie dann den Oberkörper wieder ab und entspannen Sie sich in der Bauchlage.

Tipp:

Bevor Sie in die Stellung gehen, können Sie sich mit einer kleinen Vorübung darauf einstimmen. Atmen Sie aus und spannen Sie die Bauch- und Gesäßmuskeln an. Heben Sie mit dem Einatmen den Oberkörper und gleichzeitig die Hände einige Zentimeter vom Boden ab. Atmen Sie aus und kehren Sie in die Ausgangshaltung zurück.

Kindhaltung – Yoga Mudra

Die Kindhaltung ist eine ideale Entspannungshaltung nach allen Rückwärtsbeugen. Sie entspannt die Muskulatur des Rückens und des Nackens und dehnt die Wirbelsäule und hält sie elastisch. Atmung und Verdauung werden angeregt. Diese Stellung fördert auch die Durchblutung des Kopfes – dadurch hilft sie, abzuschalten, Stress abzubauen und sich mit allen Sinnen nach innen zurückzuziehen.

Vorsicht bei:

erhöhtem Blutdruck, erhöhtem Augeninnendruck, entzündlichen Prozessen im Bauchraum und Beschwerden in den Knien

So geht die Übung:

1. Sie knien auf einer Matte. Legen Sie die Fußspitzen aneinander und lassen Sie die Fersen auseinandergleiten. Setzen Sie sich auf Ihre Fersen. Die Hände ruhen entspannt auf den Oberschenkeln.
2. Richten Sie die Wirbelsäule auf. Lassen Sie in der Ausatmung den Oberkörper aus der Hüfte heraus nach unten gleiten und legen Sie ihn behutsam auf den Oberschenkeln ab. Die Stirn ruht auf dem Boden, die Arme liegen locker neben dem Körper und die Handflächen zeigen nach oben.
3. Lassen Sie die Schultern fallen und entspannen Sie den Rücken. Schließen Sie die Augen. Atmen Sie tief. Verweilen Sie solange Sie mögen in der Haltung.

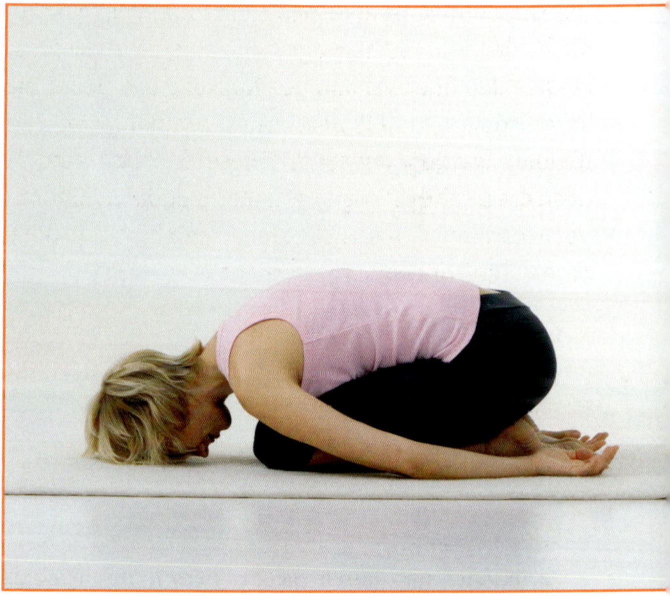

4. Um aus der Stellung zu kommen, spannen Sie die Muskulatur im Becken an, stellen die Hände neben dem Körper auf und rollen den Rücken langsam Wirbel für Wirbel nach oben.

Tipp:

Sie können diese Haltung abgewandelt auch im Sitzen ausführen. Ziehen Sie hierfür die Beine an und umschließen Sie sie mit den Armen. Lassen Sie den Kopf auf die Knie sinken.

Möwe

Diese Übung kräftigt die Muskeln und Gelenke der Beine. Gleichzeitig regt sie die Bauchatmung und die Brustatmung an. Besonders nach langen Aufenthalten in Räumen mit schlechter Luft reinigt und entschlackt die Möwe den Körper und versorgt die Lungen mit viel frischem Sauerstoff.

Vorsicht bei:

akuten Beschwerden im unteren Rücken, in den Schultergelenken und im Nacken

So geht die Übung:

1. Stehen Sie aufrecht, die Beine etwa hüftbreit auseinander. Atmen Sie ein und breiten Sie die Arme seitlich aus, die Handflächen zeigen nach unten.
2. Mit der Ausatmung beugen Sie den Oberkörper aus der Hüfte heraus nach vorn bis in die Waagerechte. Führen Sie dabei mit den Armen pumpende Bewegungen aus, so wie eine Möwe mit ihren Flügeln schlägt. Atmen Sie gleichmäßig durch den Mund aus, bis die Luft völlig aus Ihrem Körper gewichen ist.
3. Lassen Sie die Einatmung ganz von selbst kommen und richten Sie den Oberkörper in einer fließenden Bewegung wieder auf. Die Arme bleiben seitlich ausgestreckt in der Waagerechten. Wiederholen Sie die Übung, sooft Sie mögen. Wenn Sie die Arme nicht die ganze Zeit ausgebreitet halten können, dürfen Sie sie ruhig zwischendrin runternehmen.

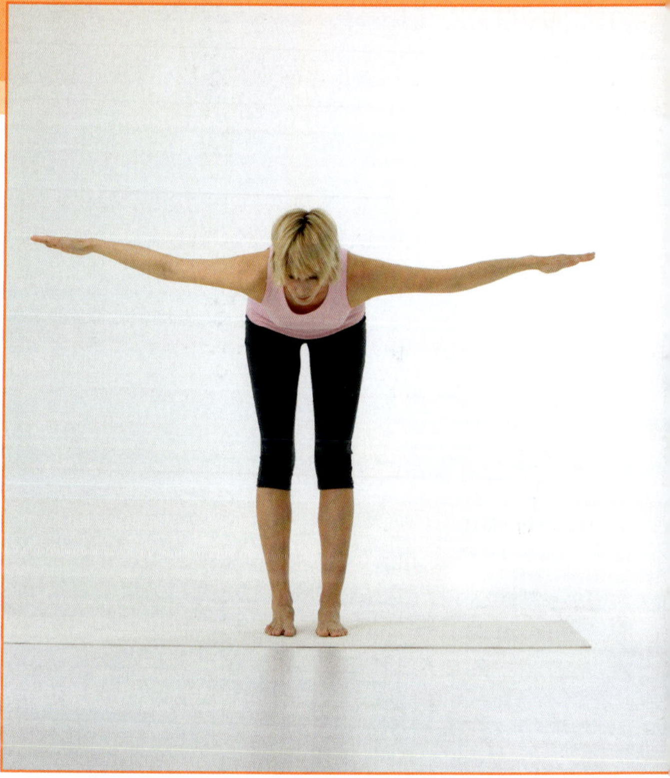

4. Bleiben Sie zum Abschluss der Übung noch einen Moment gerade stehen. Schließen Sie die Augen, nehmen Sie Ihre Atmung wahr und spüren Sie, wie Ihre Atmung tiefer und frischer geworden ist.

Tipp:

Führen Sie die Möwe möglichst bei geöffnetem Fenster, auf dem Balkon oder im Freien aus, damit Sie viel frischen Sauerstoff aufnehmen können.

Baum – Vrikshasana

Diese Haltung stärkt die Rumpf- und Armmuskulatur und kräftigt die Beine und Kniegelenke. Die Beine werden darüber hinaus besser durchblutet. Außerdem stellt der Baum Ihren Gleichgewichtssinn auf die Probe und fördert die Konzentration.
Auf der mentalen Ebene beruhigt er den Geist und vermittelt Ihnen ein Gefühl von Ausgeglichenheit, Stabilität, innerer Ruhe und Frieden.

Vorsicht bei:

Schwindel, Gleichgewichtsstörungen und Beschwerden in den Knien, Hüften und Sprunggelenken

So geht die Übung:

1. Sie stehen aufrecht mit geschlossenen Beinen. Verlagern Sie das Körpergewicht auf das rechte Bein.
2. Heben Sie langsam das linke Bein und drehen Sie es aus dem Hüftgelenk nach außen. Führen Sie den linken Fuß mithilfe der Hände entlang des rechten Beins so weit es geht nach oben und legen Sie den Fuß an der Innenseite des Oberschenkels ab.
3. Falten Sie die Hände vor der Brust und führen Sie sie konzentriert vor dem Körper nach oben. Der Kopf befindet sich genau zwischen den Armen. Machen Sie sich ganz lang, atmen Sie tief ein und aus und halten Sie die Stellung eine Weile.
4. Kommen Sie in die Ausgangshaltung zurück und wiederholen Sie die Übung zur anderen Seite.

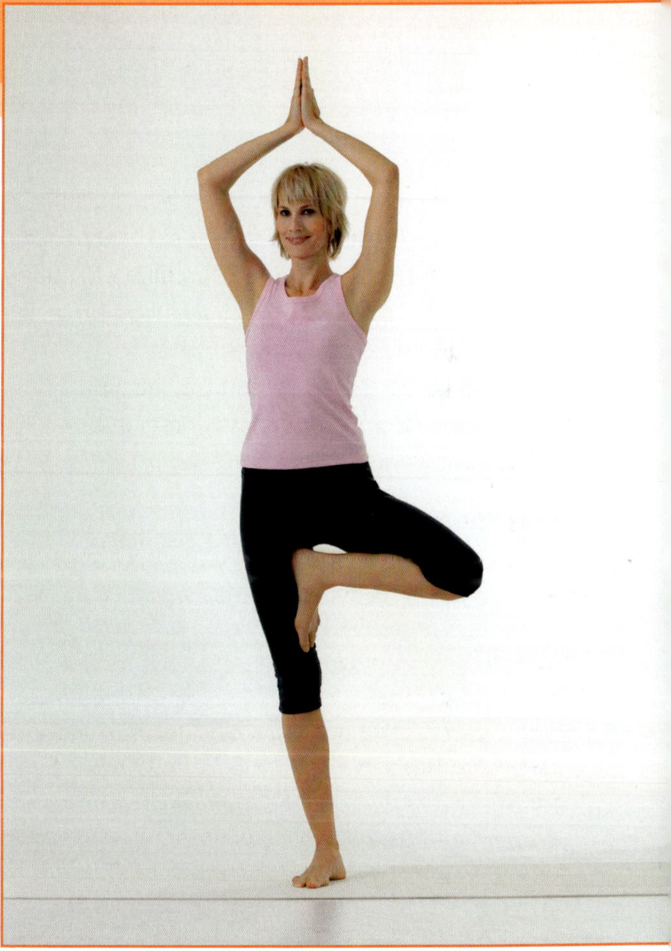

Tipp:

Wenn Sie das Gleichgewicht nicht halten können, setzen Sie den linken Fuß mit den Zehenspitzen auf den Boden und legen die Fußsohle an das rechte Bein.

Entspannungshaltung – Savasana

Entspannung kann bewusster und tiefer nach einer Anspannung wahrgenommen werden. Auch wenn diese Übung wenig spektakulär aussieht, so ist sie doch sehr wichtig, da in der Abschlusshaltung die zuvor ausgeübten Asanas nachwirken und ihre positive und heilende Wirkung entfalten können. In der völligen körperlichen Entspannung kommt auch der Geist zur Ruhe, und Sie sind ganz bei sich.

So geht die Übung:

1. Legen Sie sich auf eine Yoga-Matte aus Schafwolle oder auf eine warme Decke auf den Rücken. Die Beine sind leicht geöffnet, die Fußspitzen fallen locker nach außen. Ihre Arme liegen seitlich neben dem Körper, die Handflächen zeigen nach oben. Der Kopf liegt gerade auf dem Hinterkopf, der Nacken ist in einer Linie mit der Wirbelsäule.
2. Spannen Sie nacheinander die verschiedenen Körperteile an und lassen Sie sie dann wieder locker: Zehen spreizen, Fersen auf den Boden drücken, Waden anspannen, Oberschenkel anspannen, Becken fest auf den Boden pressen, Pobacken zusammenkneifen, den Rücken auf den Boden drücken, Schultern am Boden entlang hochziehen, Hände zu Fäusten ballen, Finger spreizen, Kopf leicht hin und her bewegen und in der Mitte auspendeln lassen, Stirn in Falten ziehen, Nase rümpfen, Grimassen schneiden, Unterkiefer lockern und mit Gähnen loslassen.

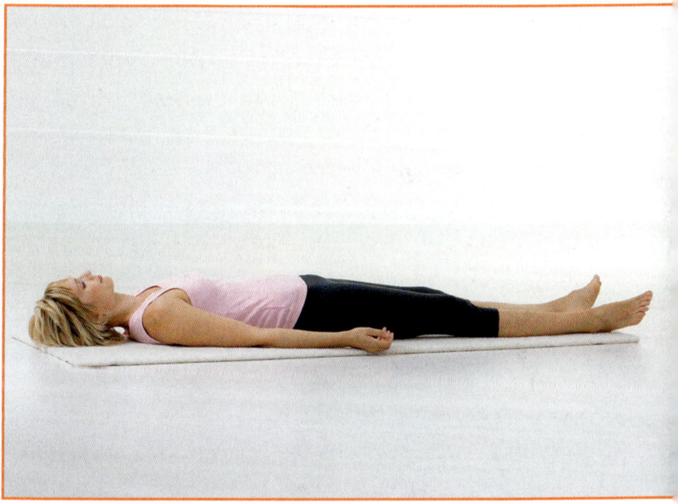

3. Gehen Sie mit Ihrer Aufmerksamkeit nacheinander noch einmal durch den ganzen Körper und spüren Sie, wie entspannt er auf dem Boden aufliegt. Der Atem fließt von selbst tief in den Bauchraum.

Tipp:

Achten Sie darauf, dass der Körper warm genug ist – decken Sie sich gegebenenfalls mit einer Decke zu. Um den Nacken zu entlasten, können Sie ein kleines Kissen unterlegen. Wenn Sie die Beine aufstellen oder eine Rolle unter die Knie legen, entspannt sich der Rücken noch mehr. Auch ein Augenkissen lässt Sie noch tiefer entspannen.

Shankh-Mudra – Muschel-Mudra

Die Muschel-Mudra verleiht Ihnen generell Stärke und verhilft insbesondere Ihrer Stimme zu einem angenehmen, kräftigen und gleichmäßigen Klang. Dadurch erhält sie mehr Nachdruck, wenn Sie öffentlich sprechen müssen. Die Mudra öffnet auch die Wahrnehmung für die innere Stimme.
Nicht zuletzt wirkt sie beruhigend und unterstützend bei mentaler Sammlung in der Stille, daher wird Sie oft bei Ritualen in indischen Tempeln verwendet. Häufig wird hierzu das Muschelhorn geblasen.

■ So formen Sie die Mudra:

1. Umschließen Sie den linken Daumen mit allen Fingern Ihrer rechten Hand. Die Finger der linken Hand sind locker nach oben ausgestreckt.
2. Berühren Sie mit dem rechten Daumen den Mittelfinger der linken Hand.
3. Halten Sie diese Mudra in Brusthöhe oder auf Nabelhöhe, schließen Sie die Augen und atmen Sie ganz entspannt ein und aus. Spüren Sie bewusst in sich hinein. Hören Sie auf Ihre innere Stimme und das, was sie Ihnen zu sagen hat.

Tipp:

Wenn Sie ungestört sind, können Sie leise summen oder singen, während Sie diese Mudra halten – so finden Sie leichter zu innerer Ruhe und Gelassenheit.

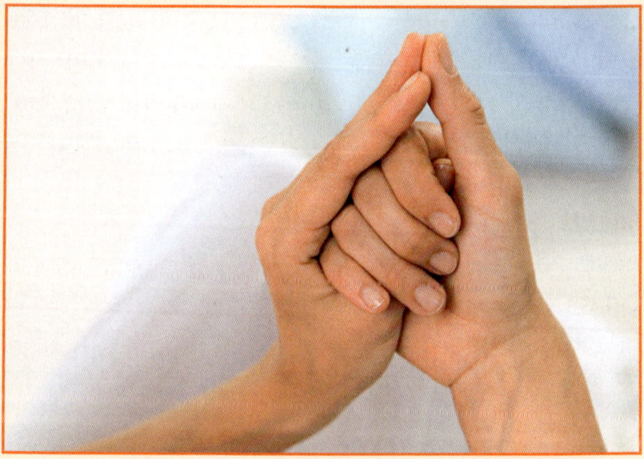

Affirmation:

Ich wähle meine Worte sorgfältig und teile meine Erkenntnisse und Bedürfnisse freudig mit den Menschen, die dafür offen sind.

Shakti-Mudra – Mudra der kosmischen Energie

Die Shakti-Mudra hat eine stark beruhigende Wirkung und begünstigt daher das Einschlafen am Abend. Sie wirkt außerdem gegen Krämpfe im Magen und Darm und im gesamten Bauchraum und hilft bei Menstruationsbeschwerden.

■ So formen Sie die Mudra:

1. Legen Sie die Ringfinger und kleinen Finger beider Hände aneinander.
2. Beugen Sie die Zeigefinger und Mittelfinger und legen Sie die Rücken der Finger aneinander.
3. Beugen Sie beide Daumen nach innen unter Zeige- und Mittelfinger.
4. Halten Sie die Mudra in Brusthöhe oder auf Nabelhöhe. Schließen Sie die Augen, atmen Sie tief ein und aus und spüren Sie in sich hinein. Entspannen Sie bei jeder Ausatmung ein Stückchen mehr.

Tipp:

Lassen Sie ein Bild der Entspannung vor Ihrem inneren Auge auftauchen, während Sie diese Mudra formen, z. B. eine grüne Wiese, einen stillen See oder die Weite des Meeres. Erinnern Sie sich an einen schönen Urlaub oder an einen Moment, in dem Sie sich gelöst und frei gefühlt haben. Bleiben Sie bei dem ersten Bild, das Ihnen in den Sinn kommt. Das nächste Mal kann es wieder ein ganz anderes sein.

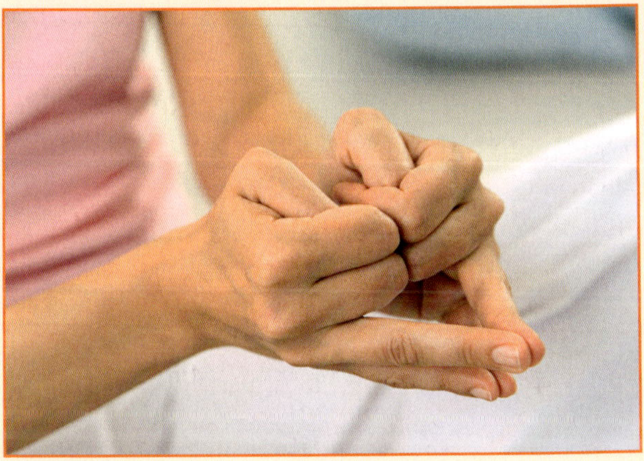

Affirmation:

Ich fühle mich sicher
und geborgen und gönne mir
jetzt die Ruhe,
die ich brauche, um mich
vollständig zu entspannen.

Jnana-Mudra – Meditations-Mudra

Die Jnana-Mudra hilft bei Schlaflosigkeit, innerer Anspannung und depressiven Verstimmungen. Sie beruhigt und klärt den Geist, ermöglicht mehr Konzentration und führt zu tiefer Harmonie.
Diese Mudra ist eine der klassischen Handhaltungen in der Meditation. In vielen Darstellungen ist dabei die rechte Hand zum Herzen erhoben. Dies ist die Geste des Lehrers und Meisters.

■ So formen Sie die Mudra:

1. Führen Sie die Mudra gleichzeitig mit beiden Händen aus. Legen Sie die Spitzen von Daumen und Zeigefinger zusammen. Die anderen Finger sind locker abgespreizt.
2. Sitzen Sie aufrecht und legen Sie die Handrücken entspannt auf den Oberschenkeln ab. Atmen Sie tief und gleichmäßig ein und aus.

Tipp:

Schließen Sie, während Sie die Mudra formen, die Augen. Denken Sie mithilfe der Haltung von Daumen und Zeigefinger daran, wie sich bei vielem der Kreis schließt – dies kann eine Aufgabe sein, die Sie heute vollendet haben, oder ein Ziel, das Sie erreicht haben. Denken Sie an das Ziel von Yoga, die Vereinigung von Körper und Geist. Oder werden Sie einfach leer und lassen Sie alle Gedanken los.

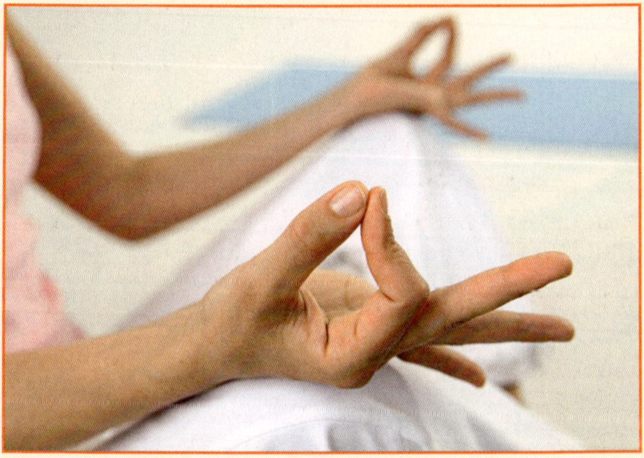

Affirmation:

Die ständige Verbindung
mit dem Universum und
mit meiner höheren Kraft
verleiht mir Stärke
und Inspiration.

Register

Zum Nachschlagen

Hier finden Sie Bücher und Adressen für weitere Informationen zum Thema.

Hirschi, Gertrud: *Mudras – FingerYoga für Erfolg, Kreativität und Wohlbefinden.*
Arkana bei Goldmann Verlag, München 2003
Mala, Matthias: *Wohlfühlen durch Mudras.*
Knaur Ratgeber Verlag, München 2006
Ostermeier-Sitkowski, Uschi: *Das große Yoga-Basisbuch.*
Knaur Ratgeber Verlag, München 2006
Ostermeier-Sitkowski, Uschi: *Yoga-Pilates für Einsteiger.*
Knaur Ratgeber Verlag, München 2007

Adressen

Informationen über Ferienseminare zu Yoga und anderen Themen mit Uschi Ostermeier-Sitkowski finden Sie im Internet unter *www.augentraining-praxis.de*.

Eine/n qualifizierte/n Yogalehrer/in finden Sie
über den BDY (Berufsverband der Yogalehrenden in Deutschland e. V.)
Jüdenstraße 37
37073 Göttingen
Tel. 0551/488 38 08
www.yoga.de

Yogamatten und weiteres Zubehör erhalten Sie bei
Yogishop
Wendelins 1c
87487 Wiggensbach
Tel. 08370/921 73-0
www.yogishop.com

Wichtiger Hinweis

Die im Buch veröffentlichten Ratschläge wurden von Verfasserin und Verlag mit größter Sorgfalt erarbeitet und geprüft. Eine Garantie kann jedoch nicht übernommen werden. Ebenso ist eine Haftung der Verfasserin bzw. des Verlages und seiner Beauftragten für Personen-, Sach- oder Vermögensschäden ausgeschlossen.

Bibliografische Information der Deutschen Nationalbibliothek

Die Deutsche Nationalbibliothek verzeichnet diese Publikation in der Deutschen Nationalbibliografie; detaillierte bibliografische Daten sind im Internet über http://dnb.d-nb.de abrufbar.

Bildnachweis

Umschlagfoto: Alexander Kupka, München
Fotos: Silvia Lammertz, München

Wir bedanken uns bei den Firmen USA PRO (über Laura Burckhardt PR Agentur für Sportkommunikation) und Casall (über Marth PR) für die zur Verfügung gestellte Sportbekleidung.

Projektleitung und Redaktion: Katharina Harlfinger
Bildredaktion: Sylvie Busche (Ltg.); Markus Röleke
Herstellung: Sandra Hacke
Layout: Veronika Preisler
Satz: Adobe InDesign im Verlag
Umschlaggestaltung: ZERO Werbeagentur, München
Reproduktion: Repro Ludwig, A-Zell am See
Druck und Bindung: Offizin Andersen Nexö, Leipzig
Printed in Germany

ISBN 978-3-426-64301-3

5 4 3 2 1

Bitte besuchen Sie uns auch im Internet unter der Adresse:
www.knaur-ratgeber.de

Weitere Titel aus den Bereichen Gesundheit, Fitness und Wellness finden Sie im Internet unter:
www.wohl-fit.de